牙小事大，宝贝护牙日记

魏凤玲 主编

U0388249

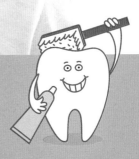

黑龙江科学技术出版社

HEILONGJIANG SCIENCE AND TECHNOLOGY PRESS

图书在版编目（CIP）数据

牙小事大，宝贝护牙日记 / 魏凤玲主编 . -- 哈尔滨：
黑龙江科学技术出版社，2019.7
ISBN 978-7-5388-9954-2

Ⅰ. ①牙… Ⅱ. ①魏… Ⅲ. ①儿童 - 牙 - 保健 Ⅳ.
① R788

中国版本图书馆 CIP 数据核字 (2019) 第 025517 号

牙小事大，宝贝护牙日记

YA XIAO SHI DA, BAOBEI HU YA RIJI

魏凤玲　主编

项目总监	薛方闻
责任编辑	刘　杨
策　　划	深圳市金版文化发展股份有限公司
封面设计	深圳市金版文化发展股份有限公司
出　　版	黑龙江科学技术出版社
	地址：哈尔滨市南岗区公安街 70-2 号　邮编：150007
	电话：（0451）53642106　传真：（0451）53642143
	网址：www.lkcbs.cn
发　　行	全国新华书店
印　　刷	深圳市雅佳图印刷有限公司
开　　本	723 mm × 1020 mm　1/16
印　　张	10.5
字　　数	160 千字
版　　次	2019 年 7 月第 1 版
印　　次	2019 年 7 月第 1 次印刷
书　　号	ISBN 978-7-5388-9954-2
定　　价	42.00 元

❤ 前言 ❤

让孩子拥有一口健康、漂亮的牙齿，是每一位父母都希望的事情。现在，已经有越来越多的人意识到牙齿健康的重要性，并注重孩子的牙齿保健。不过，孩子的牙齿是如此脆弱，其护理方式跟成人有很大不同。

《牙小事大，宝贝护牙日记》从漫话牙齿开始，为广大家长揭秘牙齿的生理知识，细说宝贝长牙的那些事儿，还提出了父母容易陷入的一些护牙误区；接着，从怀孕时期开始，解密孩子从 0 岁到学龄期，家长的护牙工作以及宝贝常见的牙齿健康问题，教给爸爸妈妈保护孩子牙齿的正确方法；等到孩子能自己刷牙以后，就开始了漫长而持续的口腔护理之旅，这期间，家长应充分发挥自己的监督、指导以及模范作用，引导孩子爱上刷牙、正确刷牙、爱护牙齿；如若孩子的牙齿不整齐，经医生评估后发现确实影响到了美观、咀嚼和发音等情况，就要进行牙齿矫正了，这里面的学问可不少；最后为家长介绍的是孩子牙病和牙外伤的防治内容。要知道，牙齿虽然个头不大，可病种却不少。了解必要的防治知识，能有效减少孩子的口腔问题。

孩子的健康，从"齿"开始。本书作为儿童护牙的专业指导用书，将让家长的护牙工作事半功倍。我们衷心地希望广大家长能在本书的指导下爱护好孩子的牙齿，让他们的青春更美丽、笑容更灿烂！

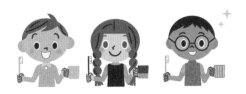

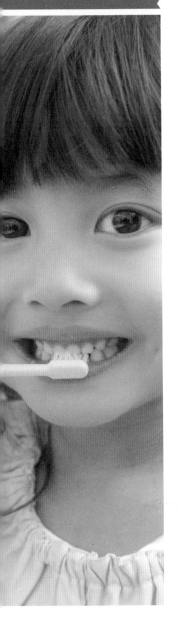

目录
ontents

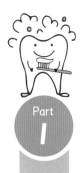

Part 1

漫话牙齿，宝贝健康从「齿」开始

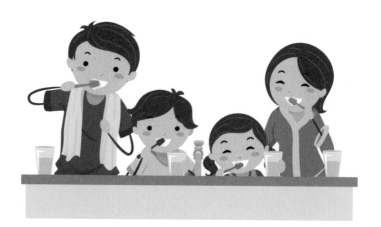

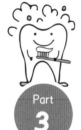

Part
3

科学护理，养出零蛀牙宝贝

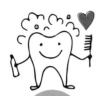

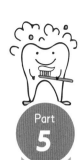

Part
5

牙病大作战，让孩子拥有一口健康美齿

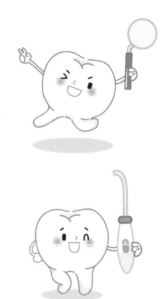

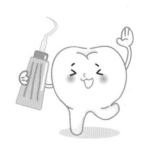

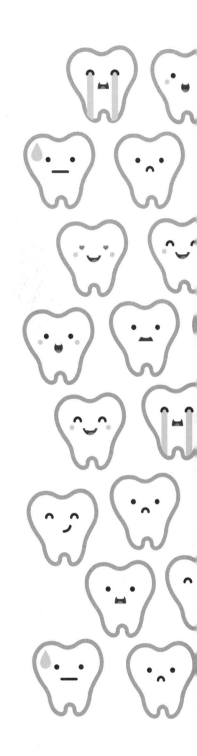

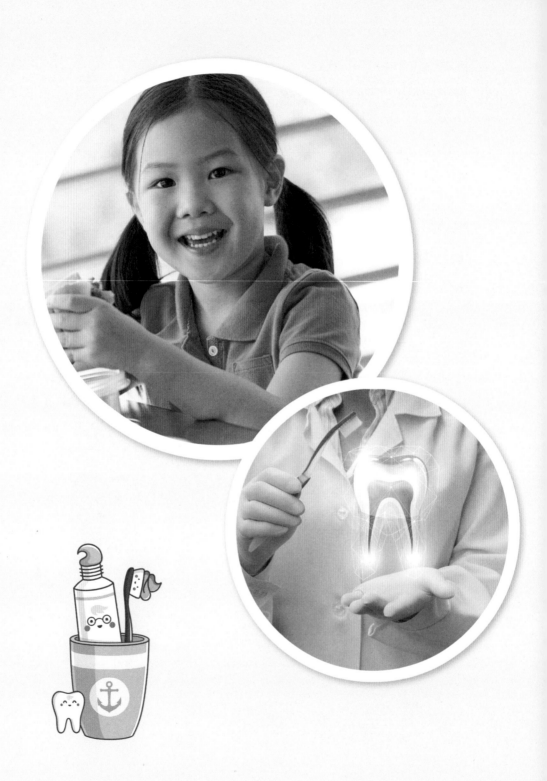

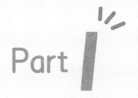

Part

漫话牙齿，
宝贝健康从"齿"开始

牙齿的个头不大，却关系着身心健康。孩子的牙齿一旦出现问题，智力、语言、性格等都会受到影响。关于牙齿，你了解多少？你家宝贝的牙还好吗？爱护孩子的牙齿，你做对了吗？快来本章瞧瞧吧！

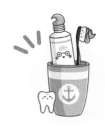

一、趣味牙齿图解

　　每一个宝宝都是爸爸妈妈的小天使，为了小天使的健康成长，全家人无不倾尽所爱。爱孩子，应了解孩子的成长变化，并赋予理解、关心和帮助。让我们从"齿"开始，了解孩子牙齿的构造，关注孩子的健康吧！

牙齿的结构

　　广义的牙齿结构，包括牙齿与牙周组织两部分。牙齿包括肉眼可见的牙冠（白色牙齿）及埋在牙槽骨中的牙根。牙冠负责切割、磨碎食物，刷牙主要也是刷这一部分。牙齿好比一棵大树，牙根就是大树的树根，树根健康、牢固，才能固定住整颗牙齿，提供咀嚼力量。

　　牙冠和牙根的外层分别由牙釉质和牙骨质组成；里层均为牙本质；中心为牙髓。

牙釉质	是牙冠最外层的白色组织，也是人体最坚硬的组织，主要由钙、磷等无机物组成。
牙骨质	覆盖于牙根表面，色淡黄，硬度与骨相似。
牙本质	牙釉质和牙骨质内层就是淡黄色的牙本质，牙本质内部有很多细小的血管，即牙本质小管。若牙本质被蛀，可能会感到酸痛。
牙髓	牙齿内部的空腔组织，里面充满了神经、血管，即牙神经。牙髓组织通过牙本质小管感受外界，当我们吃了特别冷或热或其他刺激性的食物时，牙神经就会有感觉。

　　牙周组织即牙齿周围的组织，包含牙骨质、牙龈、牙周膜和牙槽骨。这部分组织若生病了，即为牙周疾病。牙周疾病是成人牙科常见问题，偶尔也会发生在儿童身上，家长不能掉以轻心。

牙齿剖面图

牙冠

牙根

牙釉质：
牙齿最外层，硬度最高。

牙本质：
构成牙齿主体的微黄色
组织，色淡黄。

牙骨质：
包绕在牙根表面，较薄，
色淡黄。

牙髓：
牙齿内部的空腔组织，
充满了神经、血管。

牙龈：包覆于牙齿周边
的组织，色粉红，发炎
时会肿痛、出血。

牙槽骨：
牙龈下方，围绕在牙根
周围的骨头。

牙周膜：
位于牙根与牙槽骨之间
的结缔组织，极富弹性。

乳牙与恒牙

人的一生中有两副天然牙齿，即乳牙和恒牙。首先萌出的是乳牙，乳牙一般在2岁半到3岁出齐。孩子从6岁左右开始换牙，乳牙逐渐脱落，恒牙开始萌出并取代乳牙。

• 乳牙

孩子出生6个月左右开始萌出第一颗牙齿，一般先长下面的牙，后长上面的牙，前面的牙先长，长完前牙再长后面的牙，直到乳牙全部萌出。

孩子的乳牙一共有20颗，有切牙、尖牙、磨牙三种形态，从正中间向两侧分别是乳中切牙、乳侧切牙、乳尖牙、第一乳磨牙、第二乳磨牙。切牙可以切断食物，尖牙用来撕裂食物，磨牙用来碾磨食物。

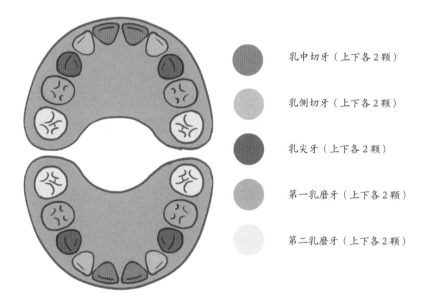

○ 乳中切牙（上下各2颗）

○ 乳侧切牙（上下各2颗）

○ 乳尖牙（上下各2颗）

○ 第一乳磨牙（上下各2颗）

○ 第二乳磨牙（上下各2颗）

乳牙在口腔内担负着咀嚼、发音等重任，并对恒牙的萌出起着诱导作用。如果没有照顾好乳牙，导致乳牙被蛀而提前拔出，就不能为恒牙预留好位置，出现恒牙长歪、齿列不齐等问题。

乳牙萌出特点

　　每个孩子出牙的时间和顺序都会有些许的不同。一般情况下，孩子正常的出牙时间是6~10个月，但也有的孩子快1岁了牙齿还没有露出头来，还有的孩子出生后5个月就萌出了第一颗牙。这种差异是正常的，家长不用过于担心，只要在正常出牙时间范围内即可。若孩子超过1周岁还没有长出第一颗乳牙，或过了3周岁牙还没有出齐，家长应带孩子看牙医。

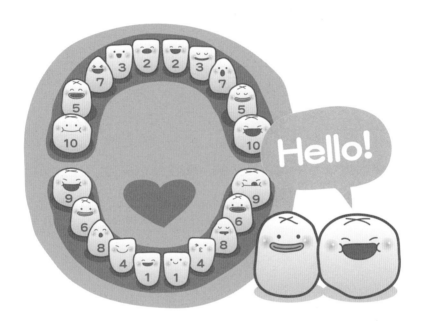

出牙顺序	出牙时间（月龄）	出牙情况	出牙顺序	出牙时间（月龄）	出牙情况
1	6~10个月	下乳中切牙	6	14~18个月	下第一乳磨牙
2	8~12个月	上乳中切牙	7	16~22个月	上乳尖牙
3	9~13个月	上乳侧切牙	8	17~23个月	下乳尖牙
4	10~16个月	下乳侧切牙	9	23~31个月	下第二乳磨牙
5	13~19个月	上第一乳磨牙	10	25~33个月	上第二乳磨牙

• 恒牙

　　到 6 岁左右，每个孩子都要迎来人生的一份重要成长礼物——恒牙。换牙的过程对每个孩子及家长来说，都是既紧张又令人期待的。换牙完成后，恒牙就会陪伴孩子一直到老。若恒牙脱落，将不再有牙齿萌出。

　　恒牙和乳牙不同，它除了有切牙、尖牙和磨牙外，还有一种牙齿形态——"前磨牙"。恒切牙替换乳切牙萌出，恒尖牙替换乳尖牙萌出，而替换乳磨牙的就是前磨牙。

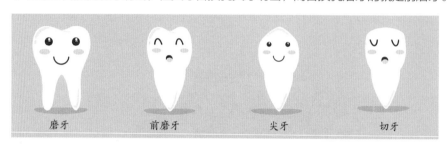

| 磨牙 | 前磨牙 | 尖牙 | 切牙 |

　　恒牙有 28 ~ 32 颗。一般情况下，换牙从 6 岁左右开始，12 ~ 13 岁告一段落。换牙完成后，有中、侧切牙 8 颗，尖牙 4 颗，前磨牙 8 颗，磨牙 8 颗，共 28 颗。青春期过后，如果再长牙，即为第三磨牙（即智齿，多在 17 ~ 25 岁萌出），上下左右 4 颗均长齐的话，一共就有 32 颗牙，不过也有的人终身不萌出或只萌出部分智齿。

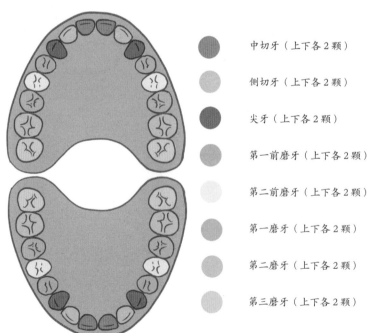

中切牙（上下各 2 颗）

侧切牙（上下各 2 颗）

尖牙（上下各 2 颗）

第一前磨牙（上下各 2 颗）

第二前磨牙（上下各 2 颗）

第一磨牙（上下各 2 颗）

第二磨牙（上下各 2 颗）

第三磨牙（上下各 2 颗）

恒牙萌出特点

和乳牙一样，恒牙的萌出受许多因素的影响，如遗传、种族、性别、营养、疾病、地区差异等，只要生长趋势符合规律，个别牙齿萌出顺序略有差异都是正常的。各恒牙的具体萌出时间参见下表。

	出牙时间（年龄）	出牙情况		出牙时间（年龄）	出牙情况
上排牙齿	6～7岁	中切牙	下排牙齿	6～7岁	中切牙
	8～9岁	侧切牙		7～8岁	侧切牙
	11～12岁	尖牙		9～10岁	尖牙
	10～11岁	第一前磨牙		10～12岁	第一前磨牙
	10～12岁	第二前磨牙		11～12岁	第二前磨牙
	6～7岁	第一磨牙		6～7岁	第一磨牙
	12～13岁	第二磨牙		11～13岁	第二磨牙
	17～25岁	第三磨牙		17～25岁	第三磨牙

在整个换牙期间，乳牙与恒牙共存，是儿童保护牙齿的重要时期。家长应重点关注孩子的牙齿清洁及异常情况，并定期带孩子看牙医。

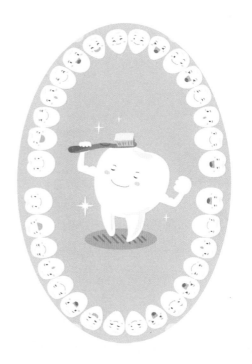

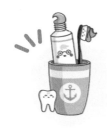

二、细说宝宝长牙

宝宝出生时，口腔内没有牙齿，正常的宝宝平均6个月大开始长牙，并因体质而异，有的宝宝在四五个月的时候已经开始长牙，有的宝宝要在1岁左右才开始长牙，妈妈不用担心。

儿童长牙的表现

长牙期间宝宝会有一些异常表现，不同的宝宝表现也不同，总体来说，宝宝长牙的表现主要有以下几个方面：

疼痛	宝宝可能表现出疼痛和不舒服的迹象。
暴躁	牙齿带来的不适会让宝宝脾气暴躁和爱哭闹，在出牙前一两天尤其明显。
脸颊发红	妈妈可能留意到宝宝的脸颊发红，甚至可能会出现红色的斑点。
流口水	出牙时产生的过多唾液会让宝宝经常流口水。
啃、嚼或咬东西	把任何东西放到宝宝嘴巴附近，他都可能会啃、嚼或咬。
牙龈肿胀	牙龈会有点红肿或肿胀。
睡不安稳	宝宝可能会在半夜醒来，并且看起来烦躁不安，尽管他之前一直睡得很安稳。
体温升高	出牙能使体温稍稍升高，所以宝宝可能会觉得比平时热一点。

注意 宝宝长牙期间可能会发热，但发热与长牙没有必然关系。乳牙萌出前几天宝宝可能会出现哭闹、口涎增多、喜欢咬手指和硬的东西等行为，所以，妈妈要特别注意宝宝的口腔卫生状况。

牙齿萌出的特点

儿童长牙是一个漫长的过程，有其大致规律，也存在个体差异。了解孩子牙齿萌出的特点，才能更好地呵护孩子的牙齿健康。

- **牙齿的发育特点**

牙齿的发育从胎儿期就开始了，胎儿长到第二个月，乳牙牙胚就开始在颌骨内发育，有些恒牙的牙胚在胚胎 4 个月的时候也开始发育了。宝宝出生时，牙冠的发育就基本完成了。牙冠形成之后，牙根开始发育，在牙根发育到 2/3 时，牙齿纷纷破龈而出。牙齿萌出后，一般需要经过 1 ~ 3 年的时间牙根才能完全发育好。

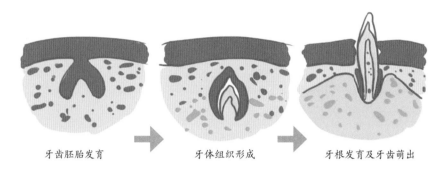

牙齿胚胎发育　　　　　牙体组织形成　　　　　牙根发育及牙齿萌出

- **牙齿的萌出时间**

从第一颗乳牙萌出到20颗乳牙出齐，一共需要大约两年的时间。换牙时期从6岁左右开始，到13岁左右结束。换牙完成后，有的人还可能萌出第三磨牙（即智齿）。恒牙一共28～32颗。

- **牙齿的萌出顺序**

乳牙与恒牙萌出的顺序类似，遵从"中间向两边，一二四三五，左右相对称，先下再上数"的规律。

◆ "中间向两边"，即正中的切牙最先萌出，然后两边的牙齿从前向后陆续长出。

◆ "一二四三五"，即从前向后的萌出顺序。从正中第一颗牙开始，按照"一二四三五"长出，第四位的第一磨牙萌出时间早于第三位的尖牙。

◆ "左右相对称"，是说左右的同名牙几乎同时对称性萌出。

◆ "先下再上数"，即通常情况下，下颌同名牙比上颌同名牙先萌出，但也有例外，如上颌侧切牙有时会比下颌侧切牙早萌出。

乳牙恒牙替换时应注意的问题

在整个乳牙和恒牙替换的过程中，孩子可能会出现各种各样的牙齿问题，需要家长注意。

- **容易龋坏的六龄牙**

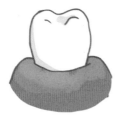

孩子6岁左右会萌出第一颗磨牙，即"六龄牙"。六龄牙的咬合面窝沟多，容易滞留食物残渣，从而龋坏。此时，家长要重视孩子的牙齿清洁问题，定期带孩子去医院检查，行窝沟封闭术。

- **拔出滞留乳牙**

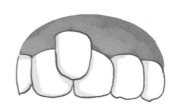

有些孩子恒牙虽然已经萌出来了，但乳牙却迟迟不肯"让位"，导致口腔内出现"双层牙"的现象。这时，家长应及时带孩子看牙医，拔出滞留的乳牙。

- **重视乳牙疾病的防治**

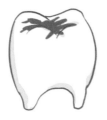

有的家长可能会有"乳牙迟早要换，坏了也不必治"的观念，这是错误的。乳牙疾病可影响继承恒牙的发育与萌出，要及时防治。

- **应对换牙期间齿列不齐**

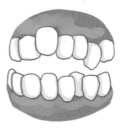

换牙时出现轻微齿列不齐，一般不必矫正，牙齿会随着发育自行调整，最终排列整齐。但若出现"地包天"或换完牙后牙齿仍不齐，应及时矫正。

> **注意** 孩子的乳牙与乳牙之间大多存在间隙，这是正常的生理现象，它的存在有利于恒牙替换时排列整齐，但也容易存留食物，不易清洁，导致龋齿的发病率大大提升。为此，家长要协助孩子做好口腔卫生工作，保持牙齿清洁。

儿童口腔日常保健要领

儿童正处于生长发育的高峰期，健康的牙齿对于咀嚼、发音、美观等都非常重要。家长应协助孩子做好口腔保健工作。

• 养成良好的刷牙习惯

刷牙是预防牙病行之有效且方便易行的方法。一般孩子 2 岁以后，家长就可以教他自己刷牙了，每天早、晚各刷一次，每次刷牙时间约 3 分钟。此外，饭后还要及时用温水漱口。

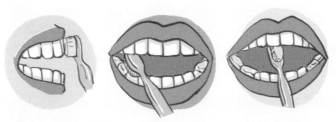

刷牙时要前前后后、里里外外都刷到，刷完后用清水将牙膏全部漱出

• 培养良好的饮食习惯

平时要让孩子少吃甜食，可以多吃一些耐咀嚼的食物，能对牙齿起到良好的刺激作用，促进牙齿和颌骨的发育。

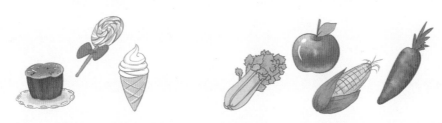

少吃甜食，包括蛋糕、糖果、冰激凌等　　多吃一些耐咀嚼的食物，如芹菜、苹果、玉米、胡萝卜等

• 至少每半年进行一次口腔检查

宝宝长牙以后，就要定期看牙医了。口腔检查可以及时发现牙齿异常，及早治疗，并请医生评估龋齿风险，给予饮食、护理方面的指导，纠正孩子吃手指、吐舌等不良习惯。

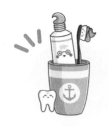

三、儿童牙齿不健康的危害

牙齿好的孩子，往往消化能力好，语言能力强，智商高，脸形匀称，而且自信、爱笑；反之，牙齿不健康，就会阻碍孩子的身体、智力和语言发育，妨碍美观，影响性格。每一位家长都应从小注重孩子的牙齿健康，守护好孩子的每一颗牙齿。

影响身体发育

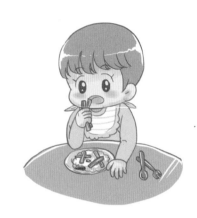

对食物进行充分、细致的咀嚼，是身体消化食物、摄取营养的重要一步，而牙齿是咀嚼食物的利器。

食物进入嘴里以后，经过牙齿的撕裂、碾磨，被唾液充分浸润，并对其进行初步的营养分解；之后，食物被吞咽到胃里，由胃部分泌的消化液进行二次分解、消化，形成糊状，然后排入肠道，与肠道充分接触，此时食物中所含的绝大部分营养物质就能被人体充分吸收了。

如果孩子经常牙痛、牙齿酸胀，或是牙齿排列严重畸形、咬合关系错位等，都会影响到孩子的咀嚼功能。食物也就得不到充分的分解、消化、吸收，自然会影响身体的正常发育。而且，食物没有来得及被充分咀嚼就进入胃里，无形中会增加胃的负担，久之容易引发肠胃疾病。

长期的营养不良，反过来又会影响到牙齿的健康。毕竟，儿童的牙齿发育也需要充足的营养。

妨碍正常智力发育

医学上普遍认为，儿童时期如果能够多咀嚼一些质地偏硬的食物，他们的智商和记忆力都会比那些不爱咀嚼硬食物的孩子高一些。牙齿不好、不爱咀嚼或者不能很好地完成咀嚼动作的孩子，他们的大脑因为缺乏一些必要的刺激，往往也会变得"消极怠工"。

因此，家长应适当让孩子咀嚼一些硬质的食物，如花生、核桃、杏仁等坚果以及芹菜、玉米、荞麦等蔬菜和杂粮。这样既能锻炼牙齿，对孩子的智力发育也有帮助。

影响语言功能发育

牙齿有辅助发音的功能。说话的时候，牙齿和舌头、嘴唇、脸颊相互配合，控制着气流经过口腔的"路线"和"量"，从而发出不同的声音。如果缺牙，孩子会出现不同程度的发音障碍，如口齿不清。长期口齿不清，会给孩子带来自卑心理，慢慢地，孩子变得不爱说话，既影响其语言功能的发育，对孩子的心智和人际关系发展也会产生负面影响。

影响美观

俗话说："貌美牙为先，齿白俏三分。"一口好牙会给孩子的形象加分，让孩子更加自信、美丽，而龅牙、地包天、牙齿不齐等，往往会让孩子的颜值大打折扣。牙齿畸形会造成嘴唇变形、下颌后缩等颌面畸形，影响到孩子的脸形及面部的美观；牙黄、牙黑等，会给人一种不卫生的感觉；龋齿可能影响孩子的正常咀嚼，易养成孩子单侧咀嚼的习惯，继而造成孩子面部左右发育不对称……

影响性格

笑，是人的一种自信的表现，但如果孩子开口一笑就露出一口不够整齐、缺失或发黄的牙齿，也许会遭到小伙伴的嘲笑。慢慢地，孩子就会将自信的笑容隐藏起来，变得不愿意跟人交往，不愿意开口说话，或是跟人说话时会小心翼翼地捂住嘴，拍照的时候也不敢开口大笑……时间长了，孩子容易变得敏感、脆弱、自卑，朋友也越来越少。这些都不利于孩子健全人格的形成。

容易导致多种疾病

儿童牙病未能及时治疗，在牙根部形成感染病灶，时间长了，不仅会导致口腔疾病反复难愈，还易诱发关节炎、肾炎、眼病等。据统计，80% 的肺炎诱因是吸入口腔、咽部的含有细菌的分泌物，患牙病的孩子患呼吸系统疾病的概率也大大提高。

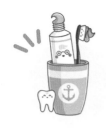

四、你家宝贝的牙还好吗?

调查显示,我国儿童龋齿的患病率越来越高,龋齿及其并发症、牙外伤、咬合紊乱、牙发育异常等,是儿童口腔科常见的就诊原因。家长应重视孩子的牙齿健康,除了定期带孩子看牙医外,平时也应多留意,及时察觉孩子的牙齿问题。

口腔健康的五大标准

口腔作为整个消化系统的起端,主要由唇、颊、腭、舌、牙、涎腺和颌骨等组成,具有咀嚼、吞咽、感觉和言语等功能,并支撑着颌面部的正常表观形态,是人体的重要组成部分。

口腔健康,主要指牙健康,其定义可以概括为牙、牙周组织、口腔临近部分及颌面部均无组织结构与功能性异常。具体而言,口腔健康包括无口腔颌面部慢性疼痛、口腔溃疡、口咽癌、牙周(牙龈)疾病、龋病、牙齿丧失等口腔疾病和功能紊乱。

世界卫生组织将口腔健康列为人体健康的十大标准之一。口腔健康的标准如下:

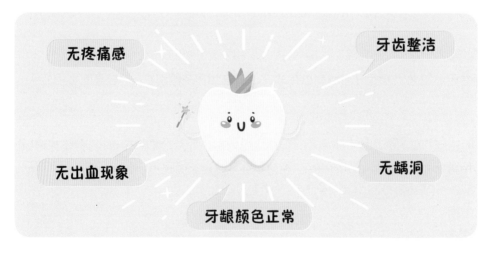

无疼痛感　牙齿整洁　无出血现象　无龋洞　牙龈颜色正常

由此可以看出,要保护牙齿,应注意养成良好的口腔卫生习惯,定期检查并治疗牙齿疾病,及时镶复缺失牙齿,定期洁牙,以保持牙齿健全的功能。这一标准同样适用于儿童。

孩子容易出现的牙齿问题

常见的口腔疾病有龋齿、牙髓炎、牙周病、牙列缺损、口腔黏膜病、牙外伤等。对于儿童来说，比较常见的牙齿问题有以下四个。

• 发育与萌出异常

儿童牙齿发育问题主要表现在牙齿数目、形态、结构及萌出的异常。

◆牙齿数目异常表现为先天缺失一颗牙或数颗牙、先天无牙或大多数牙齿先天缺失、多生牙（多于正常牙类、牙数意外的额外牙）。

◆牙齿形态异常主要有畸形牙尖、畸形牙窝、双牙畸形、过大牙、过小牙等。

◆牙齿结构异常是指牙齿发育期间，由于受到各种障碍造成牙齿发育的不正常，并在牙体组织上留下永久性的缺陷或痕迹，常见的有牙釉质发育不全、牙本质发育不全、氟斑牙和四环素染色牙等。

◆牙齿萌出异常多表现为牙齿萌出过早、过迟或异位萌出。牙齿萌出时间超过正常萌出时间，且牙根发育尚不足根长的 1/3，为萌出过早；牙齿萌出期显著晚于正常萌出期，为牙齿迟萌；恒牙在萌出过程中未在牙列的正常位置萌出，为异位萌出。

• 儿童龋病

龋病是儿童常见的口腔疾病之一。全国第三次口腔流行病学调查资料显示，5岁儿童乳牙患龋率高达 66%，龋均为 3.5，也就是说有三分之二的孩子平均有 3.5颗蛀牙。12 岁儿童恒牙患龋率也有 30%，这在世界范围都是一个较高的水平。

• 儿童牙髓病与根尖周病

这类儿童牙病临床并不多见，但造成的危害非常大。细菌感染、牙外伤或药物作用等是乳牙牙髓病常见的病因。年轻恒牙牙髓病多因龋齿、牙齿结构异常、牙外伤及医源性因素引起。根尖周病多源于牙髓炎或牙髓坏死。

• 牙外伤

牙外伤有乳牙外伤和恒牙外伤两种。乳牙外伤常发生在年龄较小的幼童。乳牙外伤造成的牙齿位移或脱出比较常见，特别是新萌出的乳牙，主要表现为嵌入、脱出、唇舌向位移等。恒牙外伤多见牙齿移位或脱出，牙根或牙冠折断者较少。

测一测宝贝牙齿的健康状况

想要知道孩子的牙齿健康是否达标，家长可以自行在家做一些简单的测试。可以从孩子的颌面外部查看牙齿是否整齐；也可以检查孩子的口腔内部，看刷牙是否干净，是否存在口腔疾病或异常等。

● **颌面测试**

看孩子脸是否对称	看孩子牙齿是否整齐	看孩子鼻头、嘴唇、下巴是否三点一线

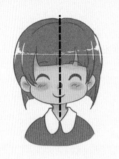

让孩子微闭嘴唇，如果孩子的牙齿没有外露，下巴、下唇不比上唇凸，脸部左右两侧对称，说明孩子的牙齿基本没有影响到其颌面发育，看起来较为美观。

让孩子咧开嘴发出"一（yi）"的音，如果孩子的上下牙齿中缝是对齐的，上、下牙之间的咬合关系是前后错开、稍微留一点儿空隙的，说明孩子的牙齿是整齐的。

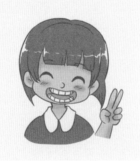

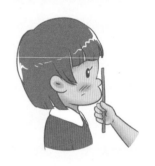

拿一支笔或者一根筷子，垂直贴放在孩子的鼻头、嘴唇和下巴上。正常情况下，这三者都能自然地接触到笔或筷子，没有任何一处感受到压迫。

通过以上三个方面的测试，如发现有不符合要求之处，家长应及时带孩子去看牙医。

• 口腔测试

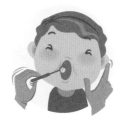

①让孩子张开嘴，观察其整个牙列是否是一个连贯的弧形，牙齿是否有缺失或歪斜、畸形等。

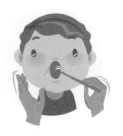

②观察孩子的牙缝内是否有食物残渣，牙齿上是否有黄色的污垢、是否发黑，有无龋洞及色斑色素的沉着。

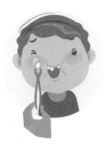

③让孩子轻叩上下牙或家长用牙刷轻叩其牙齿，看是否每颗牙都稳固、无松动。注意叩齿时力度不宜过大，否则容易造成牙齿机械性损伤。

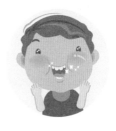

④让孩子用舌尖去舔舐、感受每一颗牙齿，然后询问孩子是否感到酸疼。观察孩子吃冷热酸甜等刺激性食物时，有无酸、痛、软感或出血现象。

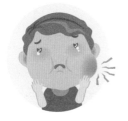

⑤检查孩子的口腔是否有溃疡、异味或肿胀。询问孩子口腔是否感到疼痛，牙龈有无红肿现象。

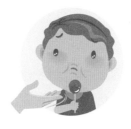

⑥让孩子吞咽一口唾液，等待30秒，然后询问他唾液分泌是否充足，口腔是否有干燥的感觉。

经过这几项测试，如果孩子的状况都是正面的，说明其牙齿较为健康。如果超过两项不达标，家长就应注意孩子的口腔清洁，必要时带孩子看牙医。

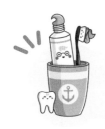

五、父母容易陷入的护牙误区

现在，越来越多的父母开始注重孩子的口腔健康，父母对孩子的关心毋庸置疑，但若陷入了误区，反而会弄巧成拙，伤害宝贝的牙齿。以下列举常见的护牙误区，希望对广大父母有所帮助。

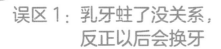

误区1：乳牙蛀了没关系，反正以后会换牙

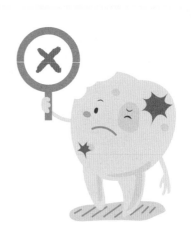

很多爸爸妈妈会不解：乳牙不是要换的吗？为什么还要防蛀牙呢？牙医表示，乳牙非常重要，一定要保护好孩子的乳牙，这样将来才会有健康的恒牙。

一般情况下，孩子从出生后6个月左右开始萌出第一颗乳牙，2岁半到3岁之间乳牙就会出齐，直至6岁左右才会逐渐脱落，继而被恒牙取代，这个过程可能会持续到孩子12～13岁。也就是说，这段时间是由乳牙陪伴的。如果乳牙蛀了没有及时处理，龋坏的乳牙会影响孩子的咀嚼功能；由于龋齿会引起疼痛，孩子就只能吃软的食物，容易造成营养不良，还可能让孩子养成挑食的习惯；龋齿还会影响恒牙的生长，造成齿列不齐，甚至增加恒牙的龋坏概率；如果孩子龋齿严重，容易被小朋友嘲笑为"烂牙"，还可能对孩子的心理健康造成影响。

对于孩子的口腔护理、龋齿预防，应从孩子出生后开始。乳牙萌出前就应注意孩子的口腔卫生，乳牙萌出后应逐步引导孩子清洁牙齿。

误区 2：带孩子看牙医，
交给医生就可以了

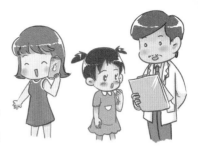

很多家长带着孩子去看牙医，进到诊所就自己待在一旁，一副"交给医生万事大吉"的态度。这种心态是错误的。成功的治疗，需要医生、家长、孩子的共同努力，缺一不可。尤其是在孩子还小时，家长的作用更不能忽视。

3 岁以前带孩子看牙，家长要从牙医处了解儿童口腔保健与护理的相关知识，照顾好孩子的牙齿。随着孩子慢慢长大，家长应充当监督者的角色，确保孩子切实执行了医生的建议。很多孩子对看牙医存有恐惧心理，因此，带孩子看牙医前，家长应做好孩子的心理工作，让孩子愿意看牙医、不害怕看牙医。

误区 3：有了蛀牙
再去看牙医也不晚

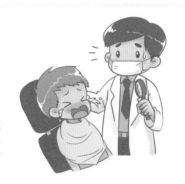

研究表明，越来越多的学龄前儿童患有龋齿，很多孩子在 3 岁左右甚至更早的时候就有了蛀牙。而蛀牙一旦形成，龋坏的小洞不会自己慢慢愈合，等发展到一定的程度或孩子感觉疼痛时再去看牙医，小朋友多半不会配合，家长也容易焦虑，进而增加了治疗难度。可见，对于孩子的口腔保健，预防重于治疗。

在孩子刚长牙的时候，就应注重口腔保健，1 岁左右就应带孩子看牙医，并养成定期看牙医的习惯。带孩子看牙医，并不只是看孩子的牙齿，牙医会针对孩子的牙齿状况给予家长实用的照护建议，帮助家长照顾好孩子的牙齿。

误区 4：从小会刷牙，
孩子自理能力强

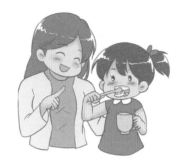

刷牙是一项很重要的工作，孩子从小就
应学会刷牙，但是学习刷牙也是有一个过
程的，在宝宝可以独自将牙齿刷干净之前，
家长一定要在旁辅助孩子完成刷牙任务，并监督孩子是否刷干净了。

一般来说，从孩子出生到 2 岁之前，家长应用消毒纱布或指套牙刷为
孩子清洁牙齿；孩子 2 岁以后，可以逐渐训练他自己刷牙的能力，不过因
孩子年纪尚小，无法自己单独清洁干净，所以必要时家长仍需帮孩子再彻
底清洁一次。随着孩子年龄的进一步增长，他刷牙的能力也越来越强，到
孩子 6 岁时，家长就可以让他自己刷牙了，但要注意检查，并加强清洁不
易刷干净的地方。

误区 5：出牙晚是因为缺钙，
长牙前后要补钙

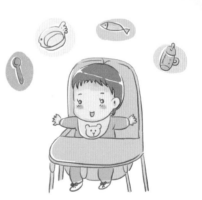

有些孩子八九个月大了还没有出第
一颗牙，这时很多家长就担心：孩子是
不是缺钙了？这种看法是较为片面的。

钙通常对恒牙的帮助更大，可影响
到恒牙的矿化，但与乳牙的萌出没有直接关系。一般情况下，正常范围内
摄入的钙就足够了，不需要额外补充，家长只要保持孩子正常饮食（足够
的奶并及时添加辅食）即可。因此，如果孩子在牙齿的发育阶段没有其他
缺钙指征，微量元素检查也不缺钙，就不建议额外补钙。

误区 6：边喝奶边睡，
孩子睡得更香

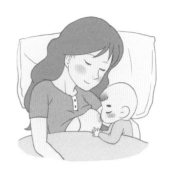

很多妈妈会在睡前让孩子含着乳头或奶嘴睡觉，或让孩子自己拿着奶瓶躺着喝奶，这样孩子容易入睡，也容易安抚，大人也比较轻松。但是，这对孩子的牙齿健康却是一大隐患。

当孩子"奶睡"的时候，口腔里会残留奶液，时间长了，牙面会被腐蚀，增加患龋齿的风险。孩子躺着喝奶还有可能造成咬合关系异常，影响颌骨发育。因此，不建议让孩子边喝奶边睡。此外，孩子喝完奶、吃完东西，家长都要为其清洁口腔，尤其是在睡前，不能让口腔内残留的奶液过夜。

误区 7：为了保护牙齿，
1 岁左右应断奶

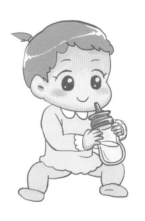

"奶瓶龋"是婴幼儿非常容易患的牙病之一。由此，很多人认为，从保护牙齿的角度来讲，孩子 1 岁左右就应该断奶。这种看法并不科学。

"奶瓶龋"主要是由于喂养方法不科学，如经常让孩子睡前喝奶、抱着奶瓶睡觉，或给孩子喂夜奶，以及不注意口腔卫生等造成的，与喝奶并没有必然的联系。而且，对于 1 岁左右的孩子来说，奶依然是其主要食物，是其营养的重要来源，是不可以戒断的。一般来说，在孩子 1 岁半到 2 岁之间，可以慢慢断母乳，但仍要补充奶，以满足孩子正常的营养需求，同时，家长务必要协助孩子做好口腔的清洁工作。

误区 8：好好刷牙，
就不会有蛀牙

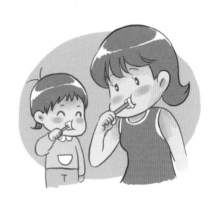

许多家长可能都会有这样一个疑问：孩子每天都刷牙，而且还刷得很好，怎么还会有蛀牙呢？

首先，家长需要看孩子的刷牙方法是否正确，如果采用不正确的清洁方法，哪怕牙齿刷得再好、再勤，蛀牙照样会缠上孩子；其次，刷牙只是清洁牙齿、预防龋齿的一个手段，并不表示能完全杜绝龋齿。要想真正杜绝蛀牙，还需对每一颗牙齿表面进行氟化处理，抑制口腔中的细菌生长。这需要求助专业牙医，不可自行处理。

误区 9：蛀牙不会传染，
亲孩子没关系

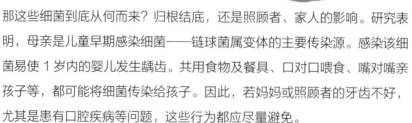

蛀牙是一种细菌感染造成的疾病。婴儿出生时，口腔内是没有能引起蛀牙的细菌的，那这些细菌到底从何而来？归根结底，还是照顾者、家人的影响。研究表明，母亲是儿童早期感染细菌——链球菌属变体的主要传染源。感染该细菌易使 1 岁内的婴儿发生龋齿。共用食物及餐具、口对口喂食、嘴对嘴亲孩子等，都可能将细菌传染给孩子。因此，若妈妈或照顾者的牙齿不好，尤其是患有口腔疾病等问题，这些行为都应尽量避免。

家长应重视自己的牙齿健康，有蛀牙或牙周病等问题应尽早处理。一方面降低把细菌传染给孩子的概率，另一方面也能为孩子树立榜样。

误区 10：吃糖太多，才会长蛀牙

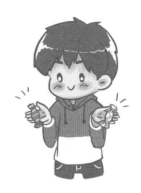

糖吃多了容易引起蛀牙，这是不争的事实，但蛀牙的形成远远不是这么简单。首先，并不是只有糖果才含有糖，很多食物都能分解产生糖分，从而引起蛀牙，尤其是糖类含量高的食物；其次，摄糖的方式、频率等都会在不同程度上影响牙齿健康。

要想预防蛀牙，家长不妨试试这样做：限定孩子的吃糖量，并告诉孩子吃糖容易长蛀牙，不能多吃；将孩子吃糖的时间安排在接近正餐的时候，比如午饭和晚饭之前，这样进餐时食物中的纤维素会摩擦、清扫牙面，减少糖与牙齿的接触时间；教育孩子进食后及时漱口，早晚正确刷牙，必要时使用牙线，彻底清洁牙齿。

误区 11：为了变美，矫正牙齿

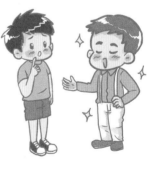

许多家长认为，矫正牙齿主要是为了美观，但事实上，牙齿问题不仅仅是"门面"问题，矫正牙齿不仅是为了美观，更是为了口腔健康。

牙齿不齐会影响咀嚼功能，进而影响孩子的营养摄入；会增加刷牙的难度，使孩子好发龋病、牙周炎症；错位的牙还易导致下颌关节疾病，影响颞下颌关节的功能，甚至导致器质性病变；孩子若是龅牙、缺牙，很容易被其他小朋友排挤，久之容易造成人际关系不佳，导致孩子的心灵受创……

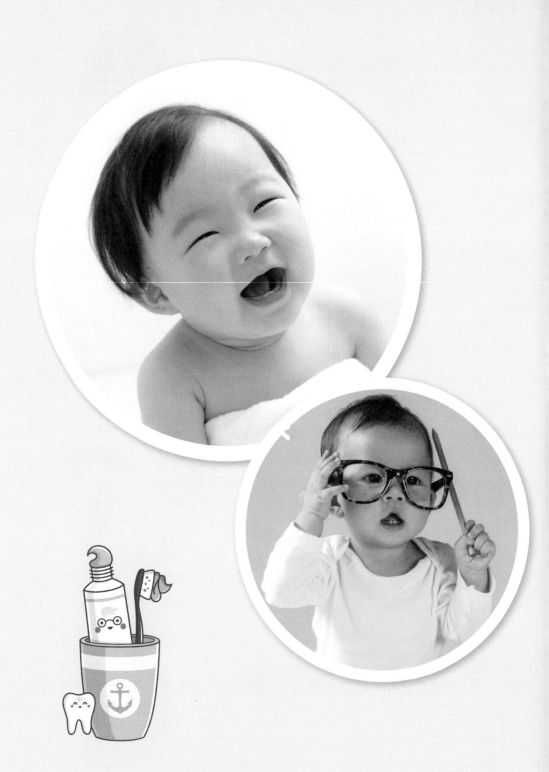

Part 2

阶段性照护，从零开始的护牙计划

宝贝的护牙计划，应从妈妈怀孕时开始。从胎儿期牙齿的生长发育，到乳牙的萌出，再到换一口漂亮健康的恒牙，这期间少不了爸爸妈妈的照护。跟随我们，从零开始，爱护好孩子的牙齿吧！

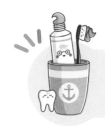

一、出牙前就要开始护牙

护牙，并不仅仅是出牙之后的工作，当宝宝还在妈妈肚子里的时候，护牙"工作"就要开始了，尤其是在怀孕 28 周以后，胎宝宝的牙齿发育进入关键期，如果孕妈妈不多加注意，很有可能造成宝宝以后牙齿发育不良。

准妈妈孕期要注意补钙

众所周知，钙是牙齿的重要组成部分，如果孕妈妈自身摄入的钙元素不足，无法满足胎宝宝的生长需求，就可能导致宝宝出生后牙齿发育不良，所以孕期补钙尤为重要。

• 孕期补钙关键期

为了让宝宝顺利长出一口好牙，孕妈妈需要确保摄入充足的钙，那孕妈妈什么时候开始补钙呢？医生的建议是 28 周以后，也就是怀孕 7 个月以后，因为此阶段的胎儿已经进入骨骼和乳牙发育的"黄金"阶段，对钙元素的需求大大增加，因此孕妈妈必须多补钙，以满足胎儿的需要，否则不仅会影响胎儿牙齿发育，甚至还有可能造成先天性佝偻病。

• 孕期缺钙的症状

在孕期，钙元素不仅对胎宝宝的生长发育有重要作用，对孕妈妈的身体状况也会有一定影响。如果孕期缺钙，孕妈妈很有可能出现以下症状：

◆如果孕妈妈缺钙，在孕 5 月时就可能在晚上睡觉时发生小腿抽筋的现象。

◆缺钙能造成牙齿功能异常，如抗龋能力降低、硬组织结构疏松等，如果孕妈妈感觉牙齿松动，就可能是缺钙了。

◆如果钙摄取不足，为了保证血液中的钙浓度维持在正常范围内，在激素的作用下，孕妈妈骨骼中的钙会大量释放出来，从而引起关节、骨盆疼痛等。

◆缺钙与妊娠高血压的发生有一定的关系，如果孕妈妈被妊娠高血压困扰，可能与缺钙有关。

• 补钙优先选择食补

了解了这些，想必有些孕妈妈会担心自己摄入的钙元素不足，或者着急购买钙片来补钙，其实医生和营养师的建议是：药补不如食补。在我们的日常饮食中，有很多含钙丰富的天然食品，只要孕妈妈适当多吃一些，就能起到补钙的作用。如果因为某些原因无法满足需求，那时再听取医生的建议，进行药剂补充。那孕妈妈如何食补呢？

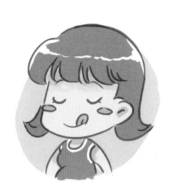

做法一：孕妈妈要调整饮食习惯，一日三餐规律进食，不挑食、偏食，保证全面且均衡的营养摄入。

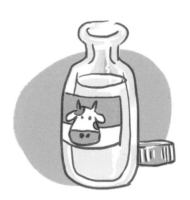

做法二：钙是牙齿的主要成分，建议孕妈妈在孕期适当多吃一些含钙量丰富的食物，如西蓝花、牛奶、虾仁、小鱼干等。

钙元素并不是越多越好，如果孕期钙摄入过量，有可能造成高钙血症、肾结石等疾病，对胎宝宝而言，很可能造成身体骨骼过早钙化，从而影响其智力和身高的正常发育。因此，孕妈妈要理性补钙。

注意 除钙元素以外，磷元素、蛋白质等营养物质也是构成牙齿的重要物质，缺磷会导致牙齿坚硬度差，容易折断；蛋白质的缺乏，则会造成牙齿排列不齐、牙齿萌出时间延迟等现象，因此孕妈妈还要多吃一些磷元素、蛋白质含量丰富的食物。

重视孕期牙齿健康问题

女性在怀孕期间更容易出现牙齿健康问题，比如牙龈炎、龋齿等。这与体内激素水平的变化、孕妈妈的口腔卫生习惯以及饮食习惯有关。

• 孕期更易发生牙齿问题

在很多老辈人的意识里都有"生一个娃，坏一颗牙"的观点，因为他们认为，胎宝宝会把孕妈妈的钙质吸收走，再加上很多孕妈妈都经历过孕期牙痛、蛀牙等，于是就把两者联系在一起，但事实并不是这样。

以前的医疗水平有限，口腔问题得不到重视，所以当孕期出现牙齿问题时，老辈人就会认为是胎儿的原因。其实孕期之所以容易出现牙齿问题，多半与孕妈妈自身的饮食习惯、身体变化有关系。

◆孕期体内激素的变化，口腔环境的改变等，很容易导致牙龈充血肿胀，严重时还会出现牙龈出血，引起牙周病。

◆有些孕妈妈会因为孕吐造成胃酸倒流，因此诱发牙齿的腐蚀现象，这也是孕期出现牙齿问题的原因之一。

◆大部分孕妈妈在孕期都会增加进餐次数，或者多吃一些水果、零食，若不注意口腔清洁，导致食物残渣堆积，就会增加蛀牙发生的概率。

由此可见，在整个孕期，孕妈妈务必要做好口腔护理工作，彻底清洁牙齿，远离各种口腔不适。

• 孕前就要解决牙齿问题

俗话说"牙疼不是病，疼起来要人命"。与其等到问题发生，不如及早采取预防措施。而且孕期考虑到胎宝宝的健康与安全，大部分医生是不建议做深入性的牙齿治疗的，所以，建议广大孕妈妈在孕前就把牙齿问题解决掉。

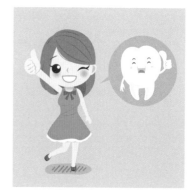

牙科专家建议，孕妈妈在备孕阶段应去口腔科做全面检查，包括牙龈检查、牙周评估、龋齿检测等，及早发现孕期可能出现的牙齿问题，并及时治疗。

• 孕期牙齿问题适合在孕中期治疗

　　很多孕妈妈在孕期为了保证宝宝的安全，即使自己忍受牙齿问题带来的疼痛和不适，也不想去找医生治疗，这种做法是不可取的。牙齿问题越不解决，病菌越会在口腔中恶性循环，严重时还会对腹中的胎儿带来不良影响。

　　那什么时候才是治疗牙齿的适宜时间呢？答案是孕中期。因为怀孕初期（孕1～3个月）胎儿还没有完全稳定，怀孕后期（孕7～9个月）容易发生早产，只有怀孕中期（孕4～6个月）胎儿稳定，孕妈妈的身体状况也比较平稳，进行牙齿治疗相对比较安全。

　　孕中期进行牙齿治疗时，专业且有经验的牙科医生会根据孕妈妈的具体情况确立治疗方案，通常都会采取保守治疗，力求不对胎儿产生影响，如果需要使用药物，医生也会选择安全范围内的药物，孕妈妈不必过于担心。至于拍X光，通常医生不会建议孕妈妈做，如果病情需要，也会对孕妈妈的腹部采取防护措施，保护胎儿的健康。

• 维持口腔清洁，预防妊娠期牙龈炎

　　妊娠期牙龈炎是指在怀孕期间牙龈发炎，怀孕3～4个月是高发期，病情程度不同，其表现症状也不一样，包括牙龈发红、肿胀、易出血，严重时还会出现溃疡、牙龈萎缩甚至牙齿位移等，孕妈妈一定要做好口腔清洁。

　　◆孕妈妈要及时清洁口腔，除了每天早晚刷牙、饭后漱口外，不要忘记清洁舌苔，在去除细菌的同时，还能清新口气，一举两得。

　　◆在孕期，对牙刷、牙膏的选择也是有些小技巧的，含氟牙膏可以防止蛀牙；小头且毛质较柔软的保健牙刷，可以减少对牙龈的刺激。

哺乳妈妈也要多补钙

乳汁是妈妈送给宝宝的珍贵礼物，不仅营养丰富，还很适合宝宝娇弱的肠胃。在妈妈的哺育下，宝宝一天天地长大，对营养的需求也在逐渐增加，钙元素就是其中之一，如果哺乳妈妈不注重自身营养的摄入，很容易出现"供不应求"的状况。所以要想让宝宝顺利出牙，哺乳妈妈要多补充钙质。

富含钙质的食物有很多，牛奶可以算得上是"明星食物"，每 100 毫升的牛奶中大约含有 120 毫克的钙，如果哺乳妈妈每天喝 250 毫升牛奶，就能摄入 300 毫克的钙，宝宝每日所需钙元素的 1/2 就有了保证，再适当吃一些虾皮、奶酪等含钙丰富的食物，钙的需求量就能得到满足。

但是只有钙元素充足，不代表宝宝能长出一口好牙，因为蛋白质、维生素以及微量元素等都是构成牙齿的物质，所以，膳食均衡、营养全面才是哺乳妈妈的饮食原则。否则，不仅宝宝的生长发育受影响，妈妈的身体也会出问题。

有些哺乳妈妈担心自己的营养不能满足宝宝，于是就会自己额外补充一些钙片或者其他营养制剂，甚至认为营养素补得越多越好。这些都是错误的做法，任何营养成分在身体内都有其固定的比例，一旦过量，不仅不会起到辅助作用，甚至会造成身体负担。

注意 就出牙时间来说，每个宝宝都有自己的时间表，即便稍晚一些，也不能就此认定是缺少营养造成的，与其盲目补充营养素，家长不如帮助宝宝进行口腔护理，这样才是维持牙齿健康的正确做法。

哺乳姿势直接影响宝贝牙齿发育

有些妈妈在给宝宝喂奶时常常不注意姿势，有时为了图方便直接躺着给宝宝喂奶，这些都会在无形中影响宝宝的牙齿发育。

首先，如果妈妈长时间躺着给宝宝喂奶，宝宝为了更好地含住妈妈的乳头，会不自觉地向前伸下颌，时间一长就会形成"地包天"，甚至导致鼻根处塌瘪，影响面部的美观；其次，如果妈妈的哺乳姿势不当，宝宝可能需要花费很大力气吮吸，喝奶的时间也会延长，时间久了，口腔会因为用力不当而导致颌骨发育异常。此外，如果长期奶睡，或者给宝宝喂夜奶，还会造成宝宝出现奶瓶龋，影响牙齿的健康发育。

• 正确的哺乳姿势

摇篮式：妈妈取坐姿，将宝宝抱在怀里，一手支撑住宝宝的头和身体，另一只手将乳头和大部分乳晕送到宝宝口中。

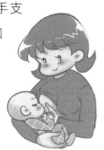

橄榄球式：把宝宝夹在腋下抱着，就像抱着橄榄球一般，并利用枕头调整高度。

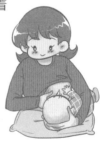

交叉摇篮式：宝宝吮吸左侧乳房，妈妈用右手扶住宝宝的头颈处，托住宝宝，左手可以自由活动，帮助宝宝更好地吮吸。右侧同理。

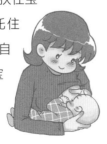

侧卧式：妈妈和宝宝面对面躺着，身贴身。妈妈一手支撑起自己的身体面向宝宝，另一只手辅助宝宝，帮助宝宝吃奶。反之亦然。

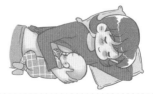

别担心！马牙不是牙

很多细心的妈妈会发现，刚出生不久的宝宝嘴里有米粒大小、呈现白色的小点，就像刚刚冒尖儿的乳牙。难道这么小的宝宝就长牙齿了吗？要不要采取处理措施呢？别急，我们一起来了解一下。

在前面我们介绍过，颌骨内的牙胚先发育成牙釉质、牙本质等结构，再发育成牙齿，之后才会从牙龈中萌发出来。在这个过程中，如果牙板上有个别"淘气"的细胞，不肯在牙胚这个"大本营"中生活，它就会逐渐演变成白色的角化物，停留在宝宝的牙龈上，这就是妈妈发现的小白点，也就是马牙。

• 马牙的产生过程

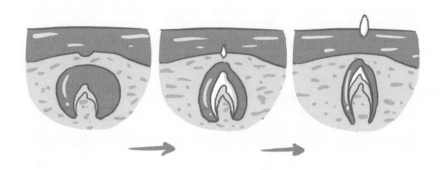

马牙并不是由牙胚演变而来的，其大小、形状以及结构都不像牙齿，也不能行使咀嚼功能，所以马牙不能算作是宝宝的牙齿。这下妈妈就不用再感到好奇了。但有些妈妈一定还会问，马牙对宝宝有什么影响吗？

马牙不是疾病，也不会使宝宝产生不适感，是牙齿生长发育过程中"伴随"而来的，虽然不是所有的宝宝都会长，但也是比较常见的生理现象。通常情况下，随着宝宝的吮吸以及牙齿与乳头的摩擦，马牙会自行脱落，不会影响乳牙的萌发，也不会对宝宝有什么不利影响。

宝宝的口腔比较敏感，腔内黏膜也比较薄嫩，妈妈千万不要用纱布摩擦马牙，否则很容易造成出血或者局部感染，如果细菌从伤口入侵，还会引起其他疾病。

"诞生牙"，该不该拔？

正常情况下，大部分宝宝会在出生 6 个月左右萌出乳牙，但也不排除有些宝宝刚出生就已经出牙了，多数情况下是长出 1～2 颗下排牙。很多父母因为不清楚其中原因，认为宝宝不健康，甚至要求医生将牙齿拔掉。

其实，宝宝一出生就出现的牙齿，医学上将其称为"诞生牙"或"早出牙"，出生一个月之内长出的牙齿叫作"新生牙"。据相关统计显示，大约每 3000 个新生宝宝里，就会有一个宝宝出现"诞生牙"或"新生牙"。

- ## "诞生牙"出现的原因

有些家长认为，宝宝之所以出现"诞生牙"，是孕期补钙补多了。实际上，这两者并没有必然的关联，医学界目前还没有对"诞生牙"或"新生牙"出现的原因有统一定论，但大多学者认为，这与遗传有着密切关系。简单地说，如果爸爸妈妈曾经有"诞生牙"，那么宝宝出现此类状况的概率就会比较高。

- ## "诞生牙"的处理方法

"诞生牙"通常会在医生给新生宝宝进行健康检查时被发现，此时医生会请口腔科医生前来，协助一起检查评估。口腔科医生会根据"诞生牙"的具体情况，采取处理办法。

◆如果"诞生牙"牙根较软，牙齿较为松动，为了避免牙齿掉落被宝宝误食，卡在呼吸道引起窒息，医生通常会实施一些麻醉，之后将牙齿拔除，拔牙之后的伤口会在几天后慢慢愈合，不会对宝宝造成太大的影响。

◆如果"诞生牙"或"新生牙"是正常乳牙，并且长得还算牢固，则不用将其拔除，而是继续观察。随着牙根逐渐发育，牙齿会越来越稳定，功能也逐渐向正常乳牙靠拢，等宝宝长到 3 岁左右，可以照口腔 X 光片，以确定是多生牙还是正常乳牙。

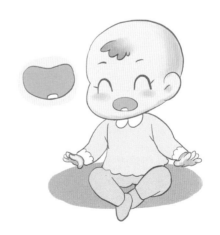

宝宝出牙前的口腔护理

宝宝的顺利诞生，给全家带来了喜悦和幸福。有了新的家庭成员，爸爸妈妈要随之忙碌起来，要按时喂奶，帮他洗澡，逗他开心等，在每天的日常照顾中，是否有帮宝宝护理口腔呢？

很多家长觉得，小宝宝还没有长牙，何来的护理，因此常常忽略了宝宝出牙前这段时间的口腔清洁。其实，在宝宝萌出乳牙的前半年到一年的时间内，也是要刷牙的。目的就是从小让宝宝形成吃完东西就清洁口腔的习惯，等长出牙齿需要真正刷牙时，就会比较顺利。如果家长看到宝宝不配合就放弃或者妥协，等到宝宝开始有自我意识时会更不配合。长此以往，没有形成良好的口腔护理习惯，就会增加宝宝患牙齿疾病的风险，等到那时后悔都来不及，所以家长一定要坚持从小培养宝宝的刷牙习惯。

也有些家长反映，自己比较注重宝宝的口腔护理，但每次刷牙时他都很排斥，要么就是左右挣脱，要么就是哭闹不止，这是为什么呢？其实，对于小宝宝来说，他们会本能地将送进嘴里的东西认成食物，这是心理学上所说的口欲期。当家长给宝宝清洁口腔时，他发现嘴里的东西不能吃，就会吐出来以表达自己的反抗。当然，有些宝宝不配合是因为爸爸妈妈的护理方法不对，他感觉不舒服才会拒绝。如果是这种原因，家长可以参考以下内容：

- ## 选用科学的护理工具

帮小宝宝护理口腔的工具很简单，只要准备好一杯温水、纱布或者纱布巾就可以了。因为此时的宝宝还没有乳牙，纱布、纱布巾就是很好的洁牙帮手。直到6~10个月以后，宝宝萌出了乳牙，再换上软毛、小头的儿童牙刷即可。

- ## 采取正确的护理方法

护理宝宝的口腔需要采取正确的方法。首先，喂宝宝喝些温水，以达到冲洗口腔的目的；然后让宝宝仰躺在爸爸妈妈的膝盖上，或者坐在爸爸妈妈的腿上；之后将纱布或者纱布巾蘸湿，包裹在爸爸或者妈妈的食指上，然后擦拭宝宝的牙床；力度轻柔，不要太用力，否则宝宝会感到不舒服而反感刷牙；除了牙床外，牙床与嘴唇之间的连接部位也是容易残留奶垢的地方，家长要仔细帮宝宝清洗。如果宝宝喝着喝着奶睡着了，家长也要轻轻拨开宝宝的嘴唇，帮其清理口腔，否则很容易形成龋齿。

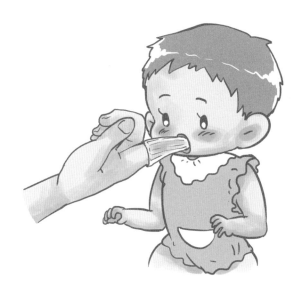

注意 对于小宝宝来说，吐口水这件事还比较困难，所以家长不需要使用儿童牙膏等口腔清洁用品，只需要蘸着清水清洁即可。

警惕婴儿鹅口疮

鹅口疮是一种较为常见的口腔疾病，主要是白色念珠菌感染引起的，0 ~ 6个月的小宝宝是高发人群。起初的症状为颗粒状小白点，很容易被家长误认为是奶垢，如果用纱布巾或棉花棒轻轻擦拭，不能将其擦掉，或者用力擦掉后，黏膜有红肿甚至渗血，就很可能是鹅口疮。

鹅口疮的发病原因有多种，通常归纳为以下几点：

◆妈妈阴道有霉菌感染，婴儿出生时通过产道，接触母体的分泌物而感染。

◆奶瓶、奶嘴消毒不彻底，妈妈的乳头不清洁，引起感染。

◆接触感染念珠菌的食物、衣物和玩具，再加之宝宝抵抗力弱，就会导致发病。

当家长发现宝宝出现鹅口疮时，要及时就医，医生会给予药物治疗，帮助消灭念珠菌。同时也要做好家庭照护，例如消毒哺乳用具，以及宝宝经常接触到的衣物、玩具等。

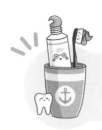

二、守护好宝宝的乳牙

众所周知，人的一生中会长出两副牙齿——乳牙和恒牙。乳牙是第一副牙齿，从萌出到依次被恒牙代替，需要十几年的时间，在这漫长的时间里，乳牙的作用不容小觑，家长务必要守护好宝宝的乳牙。

宝宝的乳牙非常重要

从出生 6 个月到 2 岁半左右，宝宝会相继萌出 20 颗乳牙。到了 6 岁左右，乳牙会逐渐脱落而被恒牙所代替，这一过程可能会持续到孩子 13 岁左右。可见，乳牙会陪伴孩子很长一段时间，在这期间，乳牙发挥着至关重要的作用。

咀嚼食物	乳牙是孩子咀嚼器官的重要组成部分，只有健康的乳牙才能将食物充分咀嚼，才有利于消化和吸收，而营养摄入充足是孩子健康成长的保证。食物咀嚼不充分，不仅加重消化负担，还会影响营养吸收。
说话和发音	乳牙萌出的时期也是孩子学习说话的重要时期，完整的乳牙列对孩子的正常发音至关重要。尤其是上中切牙，如果缺失就像"漏风"，使孩子很难将唇齿音和舌齿音发清楚，从而阻碍语言表达。
关系到恒牙的生长	每颗乳牙的下方都有一颗正在发育的恒牙，待乳牙脱落之后，恒牙会按照乳牙的位置替换生长出来，可以说是恒牙的"向导"。如果乳牙过早地脱落，失去其正常位置，恒牙萌出时就会因为没有足够空间而参差不齐。
刺激颌面部发育	健康的乳牙能保证左右两侧牙齿均匀地咀嚼食物，咀嚼的过程也是刺激颌面部的骨骼和肌肉正常发育的过程。如果乳牙中的一侧出现龋齿，或者提前脱落，只能用另一侧来咀嚼食物，势必会影响面部的正常发育。
影响身心健康	乳牙的健康关系到孩子的身心。牙齿洁白、整齐，孩子可以尽情开怀大笑；如果牙齿发黑、参差不齐，或者因为缺牙而造成靠近嘴巴的地方出现塌陷，不仅会影响孩子的容貌，还有可能让他受到同龄人的嘲笑而变得自卑。

巧添辅食，锻炼宝宝好"牙口"

俗话说，"牙好，胃口就好"。对于小宝宝来说，"胃口好"与"牙好"是相辅相成的，"胃口好"有助于"出牙"，"出牙"后胃口也会变得更好，身体才会棒。构成牙齿的营养素除了钙以外，还有蛋白质、维生素、微量元素等多种成分，起初这些物质来自妈妈的乳汁或配方奶，但一段时间后就不能满足需求，需要辅食来帮忙了。

大多数宝宝到了 6 个月左右的时候会向妈妈发出添加辅食的"信号"，例如：对食物表现出浓厚的兴趣，抓到东西就往嘴里塞，吞咽功能逐渐完善，因为饿肚子而哭闹等。妈妈要留心观察，及时为宝宝添加辅食，在提供多种营养物质的同时，也能锻炼宝宝的"牙口"。

• 巧添辅食，锻炼咀嚼能力

乳牙萌出具有规律性，宝宝添加辅食也要根据此规律进行。首先要适时添加辅食，时间过早、过晚都不好；其次，不同年龄段的宝宝所需要的辅食也不同，软硬程度、颗粒大小都有讲究，只有吃对辅食，才能更好地锻炼其咀嚼能力，并为牙齿的萌出提供充足的营养。

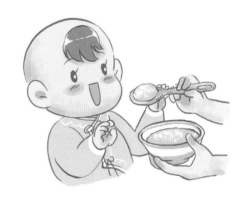

◆宝宝刚刚萌出一两颗乳牙时，多为下中切牙，可以尝试从液体食物过渡到糊状的辅食，例如婴儿米粉、米糊等。

◆当宝宝长出 4 颗牙，也就是上中切牙也萌出时，所需要的营养素也随之增加，此时可以给宝宝尝试一些泥状的蛋黄，或者肉泥、蔬菜泥。

◆随着上侧切牙和下侧切牙的萌出，宝宝的咀嚼能力得到了进一步加强，妈妈可以在辅食中加入一些口感较软的半固体食物，如蒸蛋糕，或者煮烂的小蔬菜段。

◆当宝宝已经长出 10 颗左右的牙齿时，一些稍有嚼劲且口感不同的食物，如软饭、小肉丸等正适合，可以让宝宝的咀嚼能力变得更强。

◆等到乳牙基本都长出来后，宝宝就能像成人一样吃些米粉或者面条了，但并不是完全像大人一样吃饭，所以妈妈还要多加注意。

- **出牙不舒服，吃点温凉绵软的食物**

有些宝宝在出牙时可能会出现牙龈肿痛或者破皮的现象，如果此时让宝宝咀嚼一些温热的食物，难免会让他产生不舒服的感觉，从而导致其食欲降低，甚至拒绝吃东西。妈妈可以在排除宝宝生病，或其他原因导致的食欲不振的情况下，为宝宝准备一些温凉绵软的食物，例如放至室温的米糊、凉凉的稀粥等，缓解宝宝出牙期的不适。

- **少吃零食，减少蛀牙风险**

零食如同有魔力一般，几乎每个孩子都无法抗拒，只要看见零食就会跟爸爸妈妈要，甚至为了吃到一颗糖果而大哭大闹。有些家长很容易妥协，总觉得一颗糖而已，没有太大的关系，但却在不知不觉中为蛀牙埋下了"祸根"。

糖果、果脯、碳酸饮料、果汁、蛋糕、饼干等零食，都是含糖量很高的食物，不仅宝宝爱吃，口腔里的细菌也很喜欢，如果摄取过多，糖分就会被细菌分解发酵，变成酸性物质，腐蚀牙齿，从而导致龋坏。所以家长要尽量减少宝宝吃零食的次数，以降低蛀牙风险。

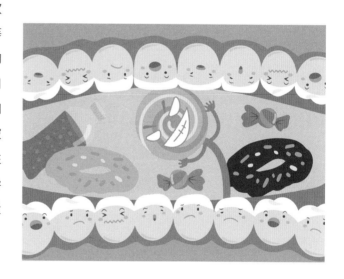

- **吃辅食后更要注意口腔卫生**

辅食的添加，在为宝宝提供营养的同时，也会给口腔健康带来更多的挑战。例如：食物碎渣常常会残留在口腔中，餐具清洁不彻底会有细菌滋生，食物中的糖分摄入等，如果不注意口腔卫生，很可能会对宝宝的牙齿带来危害。所以吃辅食后，更要注意清洁牙齿。

出牙期可以适当用牙胶

牙齿在冲破牙龈的过程中，有些宝宝可能会感觉到疼痛，继而出现烦躁不安或哭闹不止的表现；也有些宝宝痛感不明显，但总喜欢咬东西，即便是不干净甚至有危险的东西也不放过。其实，不管是要解决哪种问题，牙胶都是好帮手。

牙胶又被称为磨牙棒、磨牙器，大部分采用安全无毒的硅胶制成，造型可爱，具有训练咀嚼能力、按摩牙龈、缓解出牙不适等功能。妈妈可以多购买几个，让出牙期的宝宝轮换着使用。

不过，不同年龄的宝宝其生长发育需求不同，所需要的牙胶种类也不一样，妈妈可以根据自家宝贝的实际情况进行选择。

第一年龄段	4~5个月的宝宝正处于乳牙萌出准备阶段，此时的牙龈十分娇嫩，妈妈可以选择软硬适中、表面光滑的注水牙胶。如果需要可以将牙胶放进冰箱冰一冰，凉凉的牙胶会让宝宝感觉舒服一些。
第二年龄段	6个月左右的宝宝开始慢慢长牙，出牙期的不适感也会随之而来，此时可以选择表面凹凸不平，或者有浮点的注水牙胶，可以按摩乳牙和牙龈。
第三年龄段	当宝宝长出较多牙齿时，可以更换摩擦力更大且有新奇花样的牙胶，因为此阶段的宝宝很容易被新鲜事物所吸引，而单调的牙胶很容易让他失去耐性。
第四年龄段	在宝宝长出乳磨牙后，其口腔功能有了进一步的发展，此时建议妈妈为他准备全硅胶牙胶，既利于牙齿的保健，也能增强宝宝的咀嚼能力。

注意 在使用牙胶之前，要仔细阅读说明书。有些牙胶的材质不适宜低温储存，容易碎裂，一般建议放在冰箱的保鲜层储存，而不能放在冷冻室，以免缩短其使用寿命。

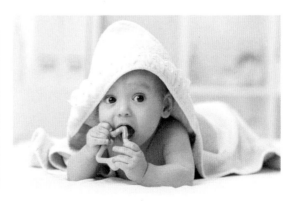

牙胶选购标准

市场上售卖的牙胶种类有很多，家长在购买时常常会觉得眼花缭乱，也有很多家长因为不懂得选购技巧，只能盲目听从于销售人员，最后花了高价格却买不到合适的。

好的牙胶可以帮助宝宝顺利度过出牙期，而劣质的牙胶很可能含有危险成分，宝宝直接用嘴接触，稍有不慎就会对身体产生不利影响，因此在牙胶的选购方面，家长一定要有所了解。

选购要点	注意事项
正规厂家生产，质检结果达标	正规厂家生产的牙胶，包装上都会标有经国家相关部门检测后的无毒无害安全标示，如 QS 标志，拥有这样标示的产品才安全，适合宝宝使用
软硬程度适中，有一定韧性	牙胶的主要用途是磨牙，因此要具有一定的韧性，但宝宝的牙龈和牙齿都很脆弱，所以牙胶的软硬程度要适中
材质安全无毒，大小适中	牙胶一般都选用无毒无害的硅胶制成，边缘比较平整，大小要方便宝宝抓握，不宜太长、太宽
一体成型设计，没有组件脱落的危险	牙胶尽量选择一体成型，且没有太多花哨零件的，否则零件脱落，容易引发意外。家长在为年龄稍大的宝宝选择牙胶时，要特别注意这一点
没有异味，色彩正常	有些劣质牙胶色彩过于鲜艳，是因为添加了油漆，甚至会有油漆味，这种牙胶是不能选购的。家长可以选择抗菌材料制成的牙胶

安抚奶嘴，用还是不用？

说到安抚奶嘴，爸爸妈妈肯定不会陌生，不管是在家里还是出行，在安抚奶嘴的帮助下，宝宝总是乖乖的，不会哭闹，安抚奶嘴被很多家长认定为"哄娃神器"。安抚奶嘴为什么有如此"魔力"？它究竟能不能长时间使用呢？

安抚奶嘴是为了让宝宝情绪稳定、减少哭闹而设计的一类婴儿产品。它之所以具有安抚的作用，是因为能满足宝宝不吃奶时的吮吸需求，而吮吸是让宝宝感到舒服且放松的事情，宝宝在吮吸时能够带来一定的安全感；其次，它还能刺激唾液分泌，产生天然消化剂和肠道润滑剂。此外，宝宝在使用安抚奶嘴的同时还能培养他用鼻呼吸的好习惯。

虽然安抚奶嘴具有诸多优点，但使用不当也有潜在风险，主要表现为以下三个方面：

◆在宝宝刚出生的一段时间内，是其形成母乳吮吸反射的时期，吮吸乳头和吮吸安抚奶嘴的方式有所不同，如果过早使用安抚奶嘴，有可能导致乳头混淆，从而影响宝宝的吮吸反射。

◆相关研究显示，安抚奶嘴可能改变宝宝的吞咽功能，压迫鼻咽部的分泌物进入咽鼓管，加之中耳与口腔通过咽鼓管相连，长期使用安抚奶嘴，会使中耳炎发生的概率增加。

◆宝宝面部发育和颌骨生长，不仅受遗传影响，还与环境有关，而安抚奶嘴可能会导致牙列和面骨变形，是其较为凸出的潜在风险，尤其是长时间使用的宝宝。

鉴于此，牙医专家给出的建议是：小宝宝在婴儿期适度、安全、清洁地使用安抚奶嘴是可行的；1岁以后，宝宝乳牙已经萌出，此时就要停止使用安抚奶嘴了；如果2岁以上的宝宝还在使用安抚奶嘴，家长就应有意识地减少其使用频率，并逐渐戒除。

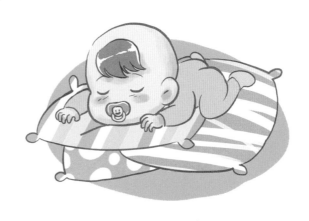

长牙期，鼓励孩子多说话

前面我们曾提到过，牙齿会影响语言功能发育，尤其是处于出牙期的孩子，此阶段也是其语言发展的关键期。家长不仅要照顾好孩子的牙齿，还要鼓励孩子多说话，否则孩子失去开口说话的欲望，他的交往能力就会受到影响。还有的孩子在出牙期，因为萌出的牙齿参差不齐，或者咬字、发音不准，害怕被嘲笑而不愿说话。不管是出于哪种原因，家长都要多留心孩子的日常表现，并鼓励他多说话。

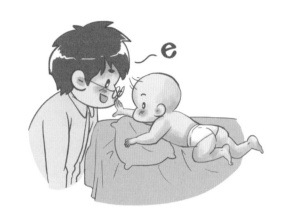

孩子从出生到掌握语言，需要 3 ~ 4 年的时间，其中 9 个月 ~ 2 岁是理解语言的关键期，2 ~ 4 岁是表达语言的关键期，出牙期刚好被涵盖在内。处于关键期的孩子对外界的刺激尤为敏感，只要家长能适时给予刺激，再加上孩子自身的潜能，就会顺利开口说话，且语言能力会飞快提升。

◆良好的语言环境，对孩子的语言发育有很大的影响，家长作为孩子的"第一任老师"，在日常生活中要多跟孩子交流，让孩子能够充分接收语言信息，并储存在自己的小脑袋中，一旦能开口说话，这些信息会给孩子源源不断的支持。

◆家长可以通过读书、做游戏等形式，激发孩子开口说话的欲望，同时将语言信息传递给他。这种做法要从小开始，虽然孩子还不会说话，但他会认真聆听爸爸妈妈说话的内容，无形之中就会积累惊人的语言天赋。

◆开口说话是需要时间积累的，家长要有耐心，可以从孩子感兴趣的玩具、事情入手，循序渐进地引导。

◆平时，家长可以多带孩子走出家门，到游乐场、公园等，鼓励孩子与同龄人交往，让孩子切身感受到语言的力量。

孩子的语言发育和听力、智力、发声器官的发育有密切关系，也受遗传因素的影响。如果孩子一直不曾开口说话，家长就要提高警惕，并及时带孩子去医院检查。

注意孩子唇系带、舌系带是否异常

在我们的口腔中，除了牙齿、舌头等重要器官以外，还有两根"带子"也发挥着重要作用，而且对牙齿发育、说话发音有影响，家长要注意观察。

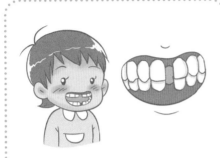

细心的家长会发现，孩子在长出上门牙后，牙缝会有些大，仔细一看两颗门牙之间好像多了一块肉，这块肉一直连接到上唇。其实它就是唇系带，即上门牙牙龈上方与口腔黏膜相连的地方。如果用舌头往门牙上方舔，就会感觉到牙龈与上嘴唇连接的地方有一块肌肉组织。过长的唇系带会造成清洁困难和牙缝过大。通常情况下，随着恒牙门牙的长出，唇系带有可能会向上移动到正常位置，这个问题也会随之消失，如果迟迟未见改善，则需要手术治疗。

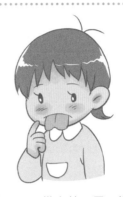

除了唇系带之外，另一根"带子"就是舌系带，它位于舌头下方。如果孩子舌头伸出来能碰到下嘴唇，且舌尖不出现"倒M"形，就是正常的，反之则说明舌系带过短。其实，很多孩子都存在舌系带过短的现象，且大多数孩子都能适应这样的舌系带，但少数严重的舌系带过短问题，很有可能限制舌头的活动，或者使孩子在发一些卷舌音时出现困难，此时家长就要带孩子去医院，请医生检查是否需要进行舌系带手术。

注意 如果家长发现孩子在语言发育阶段出现说话、发音不清楚的情况，应尽早带孩子去医院检查，或者进行语言评估，以免错过治疗的最佳时机。

1岁前后要特别注意"奶瓶龋"

很多1岁左右的宝宝都会出现蛀牙，但家长又没有给他吃糖，这是为什么呢？其实此年龄的宝宝蛀牙多和"奶"有关，如果喂养方式不当，又不注意保持口腔清洁，很容易导致"奶瓶龋"的发生。

首先，我们需要了解一下蛀牙形成的原因。牙面上的细菌、每天进食的食物、牙齿本身的结构以及食物残留的时间，都会导致牙齿表面上的细菌将食物分解产生酸，腐蚀牙齿，形成蛀牙。那蛀牙是怎样与奶发生关系的呢？

对于婴幼儿来说，母乳或者配方奶是其主要营养来源，但同时也为牙细菌的繁殖提供了"养料"，如果宝宝含着奶睡觉或者夜间被频繁喂奶，奶水就会聚集在牙齿表面，牙齿上的细菌会将这些"养料"吃掉，并分解代谢出大量的酸，酸继续腐蚀牙齿，最终形成"奶瓶龋"。那么，家长应该怎么做来预防宝宝发生"奶瓶龋"呢？

- **控制好喂夜奶的次数**

当宝宝萌出第一颗乳牙后，喂夜奶的次数就要有所控制，不能再像之前那样频繁，建议在1岁左右的时候戒掉夜奶。如果宝宝在1岁半到2岁时喝夜奶仍然很频繁，其发生龋齿的概率会高很多。

- **及时清洁口腔**

为了避免为口腔中的细菌留下太多的"养料"，及时清洁口腔很重要。家长可以在宝宝吃完奶之后和临睡觉之前，用干净的温湿纱布擦拭牙齿，以减少口腔中残留的奶水。其他时间，可以让宝宝喝一些温开水，也能达到清洁的作用。

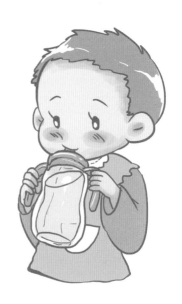

除以上两种方法外，家长还要注意合理控制宝宝吃奶的时间，以 15 ~ 20 分钟为宜；千万不要让其含着奶瓶入睡；对于配方奶的选择，要留意其中糖分的含量，尽量选择含糖量少、口味清淡的奶粉；在日常添加的辅食中，不要加入过多的糖。

2 岁后不戒奶嘴，易长龅牙

在前面的内容中我们曾介绍过安抚奶嘴，它能让宝宝获得安全感，满足其吮吸欲望，但也说过，安抚奶嘴不能长时间使用。有研究表明，如果 2 岁以后还不戒掉奶嘴，就很容易导致龅牙的出现。

龅牙是面骨变形的一种，如果爸爸妈妈是龅牙，那孩子也是龅牙的概率会相对高一些，这是遗传因素导致的。如果爸爸妈妈都没有龅牙，但孩子却出现了，则多半与安抚奶嘴使用时间过长有关。

对于婴幼儿期的宝宝来说，其口腔可塑性较强，而安抚奶嘴会对软组织产生一定的压力，且对宝宝的前牙影响较大，易形成前牙开颌（也就是上下前牙无法咬合接触）和狭窄的牙弓。此外，安抚奶嘴还会让宝宝形成异常的伸舌习惯，这也会推动前牙向外倾斜，从而形成龅牙。

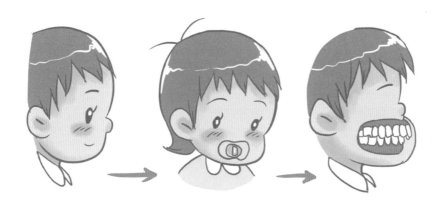

有些家长知道安抚奶嘴不能长期使用，但宝宝就是特别依赖，对于如何戒掉安抚奶嘴始终找不到合适的方法。别急，爸爸妈妈可以尝试以下这些方法，并坚持下去，一定会有效果。

◆对于年龄小的宝宝来说，能起到安抚作用的并不只有奶嘴，家长可以试试安抚巾、轻柔的音乐、怀抱或者按摩等，帮助宝宝减少对安抚奶嘴的依赖。

◆年龄稍大一些的宝宝可以利用一些活动、玩具等分散其注意力，让他的兴趣转移到对新奇事物的探索上。

◆如果宝宝需要含着奶嘴才能入睡，家长可以给宝宝讲故事将其哄睡，或者等宝宝睡熟后再将奶嘴拿走。

纠正孩子的不良口腔习惯

对于很多孩子来说，吮吸手指、吐舌头等都是常见行为，这多半是婴幼儿时期吮吸反射的表现。这些暂时性的习惯不会对孩子有太大的影响，但如果长期保留，就很可能引起口腔异常以及咬合的变化，因此家长要纠正孩子的不良口腔习惯。

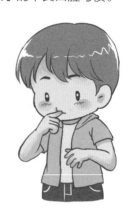

- 吮吸手指

吮吸手指从某种程度上来说，与安抚奶嘴有同样的作用，能给予孩子安全感。但若将手指长时间放于上下牙弓之间，牙齿就会受力而导致上前牙向前突出，久而久之就会出现上下前牙不能正常接触咬合的情况，原本正常弧度的牙弓也会变成尖形。

- 吐舌

吐舌行为又被称为婴儿式吞咽，它能帮助孩子更顺利地吞咽乳汁，但出生6个月以后就会基本消失。如果孩子长期保留此种吞咽习惯，而没有学会正常的吞咽，他的舌头就会习惯于向前伸出，即便是在休息状态下，舌尖也会抵在上前牙或下前牙上，最终导致牙齿向外突出，影响面部美观。

- 用口呼吸

很多家长不会注意孩子的呼吸方式，其实长时间用口呼吸，脸颊两侧的肌肉会压迫牙弓，使其变得狭窄，而且上前牙会向前突，面形拉长、上唇短翘、下颌后缩、口唇不闭，这种面容就被称为"口呼吸面容"。

- 偏侧咀嚼

如果有一侧牙齿疼痛或龋坏而不能正常咀嚼时，经常被使用牙齿的那一侧脸颊就会越来越大，长此以往就会形成面部不对称。而且不经常被使用的一侧牙齿，也会因为没有咀嚼而缺少自洁作用，很可能会出现牙龈红肿、发炎等情况。

由此可见，家长要多观察孩子的行为，当发现有口腔不良习惯时，要及时纠正，如果干预效果不理想，则要找牙医帮忙。

出牙期的口腔护理

长牙不仅是宝宝身体正常发育的表现，也是他人生中的一个特殊阶段，出牙期的不适感会让有的宝宝变得烦躁、不安、哭闹等。作为家长，要做好孩子出牙期的口腔护理，缓解口腔不适的同时也能让宝宝顺利萌出乳牙。

增加营养

牙齿的萌发需要多种营养的支持，虽然乳汁或配方奶中含有营养，但并不足够，家长要及时为宝宝添加辅食，尤其是有助于牙齿发育的食物。

按摩牙龈

出牙期宝宝的牙龈会出现发痒、红肿等不适，让宝宝咀嚼稍微带些硬度的食物，可以起到按摩牙龈的作用，家长不妨尝试一下。

牙胶帮忙

爱咬东西是很多出牙期宝宝的表现，为了满足他的需要，同时避免误食危险品，牙胶是很好的辅助工具。前文有关于牙胶的介绍，家长可以参考。

安抚情绪

情绪不稳定也是出牙期宝宝的"通病"，由于表达能力有限，口腔的不适感只能通过哭闹来宣泄，此时家长要理解宝宝的心情，并耐心安抚。

细心照顾

有些宝宝在出牙期还可能会出现体温升高、免疫力下降、胃肠功能减弱等情况，家长要多观察宝宝的表现，加强起居照护。

清洁口腔

在宝宝未长牙之前，家长就应该注意其口腔卫生，可以让他用温水漱口。长出乳牙后就要帮宝宝刷牙，以培养良好的口腔卫生习惯。

出牙期刷牙方法

工具： 儿童牙刷、牙线棒、牙膏（会漱口的宝宝可以使用）。

时间： 每天最少2次，早饭后一次、临睡前一次。

注意： 牙刷清洁牙齿内外侧及咬合面，牙线棒清洁牙缝。

Step1	为宝宝准备好专用牙刷，刷毛要软、刷头大小适宜、刷柄容易抓握，而且刷毛有3或4列，刷头可以覆盖2或3颗牙齿。
Step2	帮助宝宝找到合适的姿势，可以躺在妈妈的怀里，妈妈一手拨开宝宝的上嘴唇，一手拿好牙刷。
Step3	先刷上牙列的外侧，要确保牙刷刷到整颗牙齿，尤其是牙齿、牙龈交界的地方。
Step4	宝宝说"一"，将嘴唇张大，妈妈继续清洁上方左后侧的臼齿，臼齿外侧容易忽略，刷牙时要仔细。
Step5	宝宝说"啊"，将嘴巴张大，将脖子向后微仰，妈妈清洁上牙列的内侧，可以多刷几下，以确保清洁到位。
Step6	宝宝说"一"，将嘴唇张大，妈妈继续清洁上方右后侧的臼齿。此时上牙列的牙齿清洁完毕。
Step7	妈妈将宝宝的下嘴唇向下拨开，清洁下牙列外侧，牙齿与牙龈的交界处依旧是重点清洁部位。
Step8	宝宝将嘴张大，脸颊放松，让牙刷伸进去，清洁下方左后侧的臼齿，咬合面也要刷干净。
Step9	让宝宝保持姿势不动，清洁下牙列内侧，左右两边都要刷到位，以确保口腔卫生。
Step10	最后刷一刷下方右后侧的臼齿，刷牙工作就算完成。之后再借助牙线棒清洁牙缝即可。

乳牙期的口腔护理

看着孩子口中长出一颗颗白白壮壮的小乳牙，爸爸妈妈的心里肯定会感慨宝贝又长大了一些，但相比较成人，儿童抵抗病菌的能力较差，口腔清洁力度不强，为了降低乳牙龋坏的风险，能让乳牙一直陪伴孩子到换牙期，口腔护理是必不可少的。

孩子乳牙期的口腔护理，可能是很多家长容易忽略的问题，即便有些家长知道要护理孩子的口腔，但也苦于不知如何下手。现将具体的护理方法总结如下，家长可以参考。

使用牙膏。对于已经萌出乳牙的孩子来说，只靠清水清洁口腔力度是不够的，家长可以根据实际情况，购买合适的牙膏，让宝宝在刷牙时使用。

借助牙线。使用牙线，一方面是为了刮擦牙齿表面堆积的食物残渣、奶渍等，另一方面是让孩子从小习惯用牙线，养成良好的口腔卫生习惯。

逐渐减少夜奶。在孩子萌出乳牙后，家长就要逐渐减少喂夜奶的次数，最好能在1岁左右时让孩子一觉睡到天亮，能有效预防龋齿的发生。

拜访牙医。自孩子出牙后，家长就要带孩子去医院建立牙科档案，进行龋齿风险评估，并定期进行牙齿检查，家长要积极听取医生的建议，以确保孩子口腔健康。

家长做榜样。乳牙期的孩子正处于爱模仿的年龄段，家长可以身体力行地做一些爱护牙齿的事情，让孩子学习。

注意日常饮食。良好的饮食习惯与牙齿健康密不可分，家长要督促孩子做到荤素搭配、膳食均衡；少吃零食、不喝碳酸饮料等。

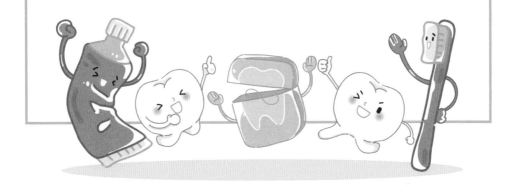

此阶段的孩子虽然已经能够自己握牙刷、学习刷牙了，但手部还不够灵活，所以还不能将牙齿刷得很干净，家长依旧要起到帮助、监督的作用，目的是让其养成清洁口腔的好习惯。

乳牙期的刷牙方法与出牙期的方法有很多相同之处，例如：刷牙次数至少要保证2次，即早饭后和晚上临睡前，刷牙之后就不要再让宝宝吃东西了，如果已经出现龋齿的宝宝，可以三餐之后都刷牙；刷牙工具中加入了牙膏，如果家长担心宝宝误食，可以购买儿童专用款，同时也要注意牙膏的用量，不宜过多；当然，乳牙期主要的任务是激起宝宝刷牙的兴趣，并将其培养成好习惯，具体做法家长可以参考以下几点：

◆刷牙习惯的养成越早越好，家长可以通过游戏的方式，和宝宝互动，例如哼唱刷牙顺口溜、进行刷牙比赛等，在欢乐的氛围下，孩子会对刷牙这件事充满兴趣，从而强化刷牙意识。

◆"工欲善其事，必先利其器"，家长不妨让孩子自己挑选刷牙用具，心爱的物品能让孩子对刷牙提起兴趣，家长只要在旁边多加鼓励、引导，或者赞美一下孩子洁白的牙齿，久而久之就会让他养成爱刷牙的好习惯。

◆孩子自己动手刷牙，洁白健康的牙齿就是"劳动成果"，但用牙线清洁牙缝，还需要家长来帮忙。每晚临睡前，让宝宝仰躺在床上，头靠近自己的胸部，帮其清洁牙齿，完全可以作为一件亲子共享的事情，温情又其乐融融。

◆家长还可以和孩子共同制作一张刷牙表，将其每天刷牙的情况记录下来，如果表现良好就可以有一项奖励，这种激励制度是孩子比较容易接受的，而且执行的过程就是养成习惯的过程。

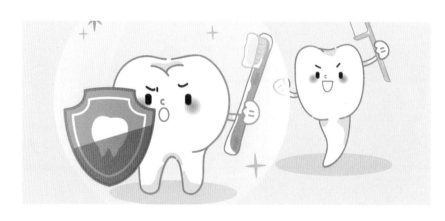

定期看牙医，及早发现问题

在很多家长的意识中，只有牙疼了才要去看牙医，至于牙齿长得是否整齐，口腔是否洁净都不重要，甚至有些家长几乎都没有带孩子去看过牙医。在这种观念的束缚下，他们很难做到带孩子定期去看牙。

定期检查口腔，就像定期检查身体一样，只有及早发现问题，才能更好地解决。之所以提出早发现、早治疗的倡议，其原因有以下几点。

如果牙齿出现问题，其咀嚼功能必然会受到影响，进而加重消化负担，营养吸收率也会有所降低。如不及时治疗，会影响孩子的生长发育。

儿童时期是牙齿发育的关键时期，如果口腔问题没有被及时发现和治疗，到了后期，孩子会承受更多的痛苦，所花费的金钱也比较多。

孩子还没有形成良好的刷牙习惯，口腔自洁能力比较差，再加上抵抗病菌的能力比较弱，因此更容易出现口腔疾病。

口腔疾病具有潜伏性，在早期很难由自己发现，而且孩子年幼，还不能清楚地表达自己牙齿上的不适感，当感觉到牙疼时，口腔疾病已经产生了。

综上所述，定期带孩子看牙医是非常有必要的，家长千万不要忽略了孩子的口腔健康。至于多长时间进行一次口腔检查，要根据孩子的实际情况而定，通常情况下，儿童每半年检查一次口腔较为适宜。

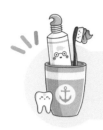

三、让孩子换出一口好牙

大部分孩子到了 6 岁左右，陪伴了他几年的乳牙会相继"下岗"，受用一生的恒牙会慢慢长成。换出一口好牙，是需要家长和孩子共同努力的事情，接下来我们一起了解一下。

换牙阶段的"丑小鸭"

乳牙的掉落，新牙的长出，不仅让孩子感到兴奋，家长也尤为关注。但仔细一看就会发现，刚长出的新牙好像特别大，还不整齐，牙齿边缘有锯齿一样的牙痕，为什么会这样？难道是牙齿不健康吗？

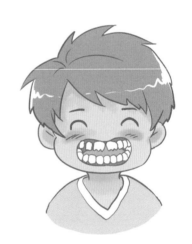

其实，家长发现的这些问题都是暂时性的，刚萌出的新牙就像是"丑小鸭"，经过一段时间才会变成"白天鹅"。这些情况出现的原因，可以归纳为以下几个方面。

◆新长出的牙齿看上去特别大、特别突出，尤其是门牙，多半是因为旁边还没脱落的小乳牙起到的"衬托"作用，随着其他恒牙的长出，孩子面部骨骼的发育，门牙就不会显得"怪异"了。

◆门牙旁侧还未萌出的恒牙胚位于门牙的牙根旁边，它所产生的压迫力量会导致门牙牙冠向侧边倾斜，所以门牙会不整齐或者向外展，当侧边的恒牙萌出后，门牙自然会回归到正常位置。

◆牙齿边缘出现锯齿一样的牙痕，是牙齿正常发育的结果，因为牙齿切端是由几个发育结节构成的，经过一段时间的牙齿咀嚼，锯齿会被自然磨平。

◆还有一些很细心的家长会发现，新长出的恒牙没有乳牙白。这是因为乳牙的牙釉质矿化程度低，所以会显示不透明的白色，而恒牙牙釉质矿化比较好，透明度高，内层淡黄色的牙本质更容易显现出来，所以看上去会有些黄。

换牙的时间，太早、太晚都不好

　　孩子开始换牙的年龄一般都在 6 岁左右，乳牙掉落恒牙长出，一直持续到 13 岁左右。据有关调查结果显示，孩子换牙的早晚与乳牙萌出的早晚有关，如果孩子的乳牙萌出较早，那么换牙也会比较早。

　　正常情况下，当第一颗恒牙长出后，半年到一年时间内会长出第二颗，之后恒牙会一颗接着一颗地长出。如果孩子换牙时间太早或太晚，家长要特别留意，必要时及时就医。

• 换牙时间太早

　　如果孩子在 4 岁前牙齿就开始脱落，这往往是口腔疾病，或者身体系统出现问题的"暗示"，例如根尖周病、新陈代谢紊乱等，家长要尽早带孩子去医院查明原因，以便保护剩余的乳牙不会过早脱落。对于已经出现牙齿过早脱落的孩子，建议安装间隙保持器，避免相邻牙齿发生移位，给恒牙的正常萌出留出足够的空间。

• 换牙时间太晚

　　如果孩子 7 岁以后还没有一颗乳牙脱落，家长也应该带孩子去检查口腔。如果曾经因为某些原因，造成牙胚受损，或者日常饮食过于精细，乳牙没有足够刺激，就很可能造成乳牙不脱落、恒牙不能正常长出的情况。通常情况下，医生会为孩子的牙齿拍 X 线片，检查恒牙是否在牙床中，或者孩子是否存在其他发育不良的问题，根据具体原因采取治疗措施，从而帮助孩子顺利换牙。

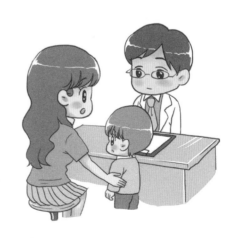

　　换牙过早或者过晚都有可能导致牙齿咬合功能出现障碍，所以家长一定要留心观察孩子换牙的情况。之前我们已经对恒牙萌出的时间做过详细的介绍，家长可以据此来判断孩子换牙是否正常，一旦发现有特殊情况，要及时就医。

换牙期间的饮食和营养至关重要

换牙期间，家长除了要多观察孩子换牙的情况，还要对其饮食加以重视，尤其是关键营养素的补充。牙齿只有吸收足够的营养，才能顺利完成换牙。家长可以参考以下内容，为孩子准备营养美味的"助牙餐"。

补充钙、磷等矿物质

家长们都知道，钙、磷等矿物质是构成牙齿的"基石"，在换牙期多让孩子吃些富含矿物质的食物，能让其牙齿变得坚固。例如牛奶、酸奶等奶制品，不仅含钙量丰富，还易于吸收；海带、黑木耳以及粗粮则含有丰富的磷、铁等元素，有助于牙齿钙化。

提供优质蛋白质

蛋白质的缺乏会让孩子的牙齿呈现异常化，恒牙萌出延迟，龋齿的发生率也会提高很多，因此富含蛋白质的食物一定不能缺少。鱼类、肉类中含有动物性蛋白质；豆类、谷物中含有植物性蛋白质，孩子的日常饮食中可以适当添加一些。

摄取多种维生素

维生素 D 有助于钙的吸收，维生素 C 和 B 族维生素能参与骨胶和成釉器的形成，维生素 A、维生素 D 可以有效维护牙龈健康，可见维生素对口腔健康有重要作用。新鲜的蔬菜、水果中含有多种维生素，孩子要多吃。

多吃耐咀嚼的食物

咀嚼是牙齿的"职责"，它能促进乳牙牙根的吸收和脱落，家长在孩子换牙前期就可以为其准备一些富含膳食纤维、耐咀嚼的食物，例如胡萝卜、豆类，当恒牙萌出后可以让孩子吃一些玉米、芹菜等，使剩余的乳牙脱落，恒牙顺利长出。

换牙期间更要注重口腔护理

换牙，在很多家长的观念中是一件稀松平常的事情，就是原来的牙齿掉了，长出新牙来。其实并不是如此简单，如果换牙期间不重视孩子的口腔护理，很容易出现各种口腔问题。

• 做好牙齿清洁

在换牙期间，大多数孩子会出现牙龈红肿、出血等症状，孩子会因为口腔不适而不愿意认真刷牙，有些家长也会认为孩子确实比较难受，而同意孩子不刷牙。这种做法并不对，如果不清洁牙齿，刚长出来的恒牙就有可能被龋坏。

• 缓解口腔不适

换牙过程中的不适感会让孩子食欲降低，此时家长要采取一定措施，以缓解其口腔不适。首先，孩子的日常饮食要清淡、方便咀嚼、易于消化，少吃刺激性食物，提供充足营养的同时，也能减少疼痛；其次，家长要鼓励孩子多做叩齿运动，此运动可以按摩牙龈、活络血液，但要注意力度。

• 让乳牙自行脱落

乳牙有自己的脱落规律，对于还未到替换期的乳牙来说，应该保护其"站好最后一班岗"，千万不要让孩子自己摇晃牙齿。如果乳牙过早掉落，既会影响咀嚼食物，还有可能造成恒牙排列不齐；如果乳牙迟迟不肯脱落，恒牙很有可能从其他位置萌出，从而出现"双层牙"，此时家长要带孩子去医院接受治疗。

• 留心长出的恒牙

相对于乳牙来说，新长出的恒牙会相对大一些，但如果恒牙过大或者过小，都会影响到整个牙列的整齐程度。因此家长要多留心孩子新长出来的恒牙，如果发现异常情况，要及时咨询牙科医生。

• 定期看牙医

换牙期间，口腔很容易出现问题，而且并不是所有的问题都会导致牙疼，建议家长定期带孩子去看牙医，以便及时发现问题，及早治疗。

改掉孩子换牙期间的坏习惯

要想让孩子换出一口好牙，家长不仅要帮助他从小养成清洁牙齿、定期检查牙齿的习惯，还要警惕一些日常生活中的坏习惯，例如吐舌头、咬嘴唇、乱剔牙等，这些行为看似不起眼，其实对口腔健康有诸多不利影响。

坏习惯 1：吐舌头

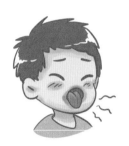

牙齿在向外生长，冲破牙龈时，确实会有不舒服的感觉，所以孩子会经常用舌头去舔牙龈，或者是刚刚"冒尖儿"的恒牙，时间一长就会产生不利影响。因为舌头在上下牙中间活动时，会引起局部开合，舌头的力量也会推着牙齿向外生长，从而导致前牙咬不上，牙齿中间出现缝隙的情况。对于爱吐舌头的孩子，家长要多加提醒，纠正其坏习惯，也可以通过看书、看动画等形式，让孩子知道乱吐舌头的后果，从而改正不良行为。

坏习惯 2：乱咬嘴唇

细心的家长会发现，换牙期的孩子爱乱咬东西，咬嘴唇就是其中一项。以咬上嘴唇为例，嘴唇会对牙齿产生持续的力量，使上前牙向前移动、前突，时间长了就会造成龅牙。与此同时，也会造成下颌后缩，下前牙向舌侧倾斜，妨碍下牙弓及下颌骨的发育，形成前牙深覆颌或者开颌畸形。一旦形成错颌畸形，不但外貌难看，发唇齿音也会变得不准确。家长要找到孩子爱咬嘴唇的原因，并保持耐心，悉心教育孩子，让他懂得牙齿和嘴唇的作用，并慢慢改正自己的坏习惯。

坏习惯 3：刷牙太用力

刷牙力度太大，会造成靠近牙龈部分的牙齿过度磨损，从而形成楔状缺损，牙齿会因此变得敏感，还会增加龋坏的风险。

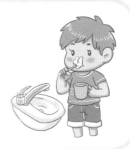

坏习惯 4：乱剔牙

剔牙这一行为多半是孩子模仿父母而来的，一旦形成乱剔牙的坏习惯，不正确的剔牙方法会让牙龈变得萎缩，牙缝也会随之变大，就会更容易塞东西。家长要告诉孩子乱剔牙的坏处，让孩子学会正确的洁牙方法。

坏习惯 5：乱吃药

四环素类药物与牙齿中的物质结合会生成带有淡黄色荧光的复合物质，导致牙齿变色。从孕期开始，妈妈就要远离四环素类药物，孩子也是如此，不要胡乱用药。

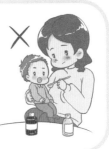

坏习惯 6：爱咬笔头

咬笔头这个坏习惯不管是对牙齿还是对身体都是非常不好的。笔头在牙齿中间，会对牙齿产生压力，长时间下去就会导致牙齿排列不齐，如牙齿外暴、门牙损缺，严重的还会造成牙齿生长位置异常。此外，铅笔含有的铅，会对孩子的身体健康不利。家长要及时纠正孩子的这一坏习惯。

重要的"六龄牙"

众所周知，孩子从 6 岁左右开始换牙，但很多家长却不知道，孩子在换牙期最早长出的牙齿，并不是替换乳中切牙的恒中切牙，而是位于乳磨牙后面的第一恒磨牙。它作为众牙之最，肩负着重要的责任。

• 何为"六龄牙"

当胚胎只有3～4个月时，第一恒磨牙的牙胚就开始形成，宝宝出生后开始钙化，2岁半到3岁时牙釉质在宝宝的颌骨中形成，直到宝宝6岁左右开始萌生，因此被称为"六龄牙"。宝宝的乳牙共有20颗，上下左右每侧各有5颗，"六龄牙"是第5颗后面长出的牙齿，上下左右各有1颗，一共有4颗。作为直接萌发出的恒牙，"六龄牙"将会陪伴孩子一生，一旦龋坏，疼痛感较强，不仅会影响食欲、咀嚼和消化功能，还会对孩子的生长发育造成不利影响。

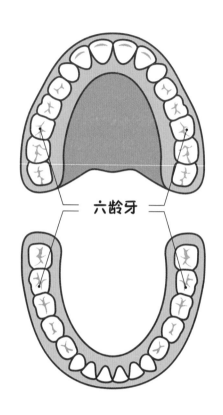

六龄牙

• "六龄牙"的重要性

与其他恒牙不同，"六龄牙"不仅牙冠最大、咬合面最宽，其承担的咬合力和咀嚼力都比其他恒牙大，再加上牙根分叉角度大，所以"六龄牙"特别结实。也正是因为这些优点，"六龄牙"承担着重要"使命"。

◆虽然在"六龄牙"之后还会长出 2 对恒牙，但它们要到孩子十二三岁以后才会萌生，再加上其他乳牙的脱落和恒牙的长出，此阶段中"六龄牙"发挥着重要的咀嚼功能，其宽大的咬合面对研磨食物起着很大的作用，从而保证营养的吸收。

◆"六龄牙"强大的咀嚼力，能促使颌面骨骼和肌肉的协调发育，对孩子的面部发育有重要影响。如果一侧的六龄牙患上牙病，孩子只能用另外一侧咀嚼，长时间下去会造成面部不对称。

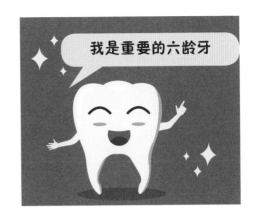

◆ "六龄牙"位于整个牙弓的中部，可以视为"中坚力量"，它像"老大哥"一样，不仅决定着其他牙齿的生长和排列，还对上下牙列的咬合关系有重要作用，这种作用被医生称为"咬合关键"。

• **保护好孩子的"六龄牙"**

　　大多数家长在孩子换牙期间只关注常规恒牙萌出的情况，往往忽略"六龄牙"，甚至有的家长会把"六龄牙"误认为是乳牙，觉得它迟早会被换掉，所以对"六龄牙"的护理并不重视，等到孩子感觉到牙疼，为时已晚。

　　刚萌出的"六龄牙"，其钙化程度不足，耐酸性差，牙齿表面本就有很多窝沟、裂缝，是细菌和食物残渣的"聚集地"，而且孩子的口腔环境本就比较差，刷牙方法还不熟练，或者没有形成刷牙的习惯，这些原因都会导致"六龄牙"龋坏。那家长要采取怎样的做法，才能保护好孩子的"六龄牙"呢？

　　◆首先家长要端正对孩子口腔健康，尤其是"六龄牙"健康的态度，做到多观察、早发现、快治疗。例如，当孩子的牙齿表面出现黑色沉积物时，要及时到口腔医院进行检查和治疗。

　　◆窝沟封闭可以阻止食物残渣和病菌的堆积，就像为"六龄牙"穿上了"防护衣"，是一种预防龋齿发生的有效手段。

　　◆帮助孩子养成饭后漱口、早晚刷牙的好习惯，睡前不要吃东西或者喝奶，以免糖分或食物残渣在口腔滞留，为细菌繁殖提供"养分"。

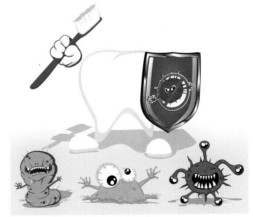

牙齿"伴侣"：窝沟封闭

窝沟封闭，这个相对专业一点的名词，也许很多家长都不是特别了解，但它能作为牙齿的"伴侣"，足见其重要性。接下来我们就详细了解一下。

如果把我们的牙齿放在显微镜下观察，就能清楚地看到，每一颗牙齿表面都不是光滑平整的，其中六龄牙因其咬合面较宽，上面更是"千沟万壑"，不仅能达到釉质深层，上面的窝沟也是各有形状，有的呈三角状，有的则是狭长的裂缝状。牙刷的刷毛很难清理这些地方，当食物残渣或者细菌聚集在"卫生死角"中，各种牙病就不请自来了。

窝沟封闭，就像是把"卫生死角"封闭起来，食物残渣、细菌不能在此聚集，也就不会发生牙病了。具体来说，就是当牙冠完全萌出后，将液体状的封闭剂涂在窝沟处，待其渗入窝沟缝隙，再使用一定波长的光源对封闭剂进行固化处理，渗入缝隙中及填满在窝沟内的封闭剂一旦变硬，就会形成一层光滑而结实的"保护屏"，没有致病源，牙齿就不会患病，而且牙齿表面变得光滑，刷牙也会变得更简单有效。

• 窝沟封闭示意图

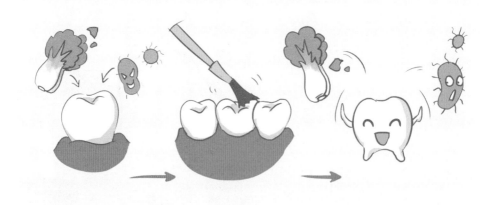

- 需要进行窝沟封闭的牙齿

　　那什么样的牙齿需要做窝沟封闭呢？除了之前我们提到的"六龄牙"，只要是窝沟裂缝比较深的牙齿都包含在内，而此项特征较为明显的多是磨牙，所以孩子 3 岁左右长全的乳磨牙、12 岁左右长出的第二恒磨牙都可以做。此外，有些孩子的双尖牙窝沟也比较深，甚至有些前牙的舌面上会出现一些裂隙结构，也可以选择窝沟封闭。家长应咨询专业牙医，并结合孩子的口腔情况做出决定。

- 在适宜的年龄进行窝沟封闭

　　要想保证窝沟封闭的效果良好，孩子的配合很重要。如果孩子不能很好地控制唾液，导致黏接效果不好，封闭剂脱落，就意味着窝沟封闭的失败，因此，要在适宜的年龄做窝沟封闭。一般情况下建议在孩子三四岁做乳磨牙的窝沟封闭，六七岁做"六龄牙"的窝沟封闭，十二三岁做第二恒磨牙的窝沟封闭。

　　另外，如果孩子患龋齿的风险较高，则要听取牙医建议，提早进行窝沟封闭。如果孩子的牙齿已经龋坏，且龋坏的位置正好处于窝沟处，正常形态下的窝沟已经不存在，此时就没有办法再进行窝沟封闭了。如果龋坏部位不在窝沟处，或者部分在窝沟处，为了保护没被龋坏的窝沟，还是建议及早进行窝沟封闭。

- 窝沟封闭不代表没有蛀牙

　　有些家长对窝沟封闭有误解，认为只要有这层"保护屏"，牙齿就一定是健康的，不会再出现蛀牙。其实不然，窝沟封闭的主要作用是将容易聚集食物残渣和细菌的裂缝封闭住，目的是弥补牙齿结构凹凸不平的不足，可以在一定程度上降低牙齿被龋坏的风险。但只要有食物、有细菌、有牙齿，就可能出现蛀牙。要想从根本上预防蛀牙，有效清洁口腔、定期检查牙齿才是关键。

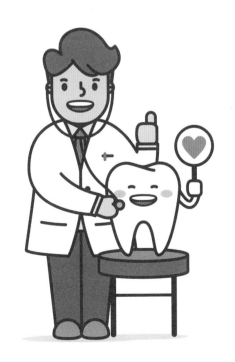

让孩子养成细嚼慢咽的习惯

说起细嚼慢咽，第一反应就是有助于消化，因为食物被咀嚼得越细小，肠胃的消化负担就越弱，自然就消化吸收好。其实细嚼慢咽对口腔健康也有好处，家长要帮助孩子养成细嚼慢咽的习惯。

• 细嚼慢咽的好处

◆细嚼慢咽的过程中可以促进唾液的分泌，它不仅能消化食物，还含有溶菌酶、抗菌因子，可以及时有效地阻止细菌在口腔中停留、繁殖，对维持口腔健康有重要作用。

◆细嚼慢咽的方式，能够很好地锻炼下颌的力量，促进颌骨的发育，并为牙齿提供足够的生长空间，否则牙齿会排列不齐，甚至可能会出现畸形、咬合错乱等情况。

◆咀嚼时的摩擦作用，可使牙齿表面受到唾液的冲洗，增强牙面的自洁作用，减少龋齿的发生。同时还可以对牙龈进行按摩刺激，增加血液循环，有助于牙齿周围组织的健康，减少牙周疾病。

• 养成细嚼慢咽的习惯

◆养成细嚼慢咽的习惯，前提是要有充足的进餐时间，家长千万不要催促孩子吃饭，或者许诺他吃完饭就可以出去玩，这样会弱化孩子的进餐兴趣，孩子也会用狼吞虎咽的方式完成吃饭"任务"。

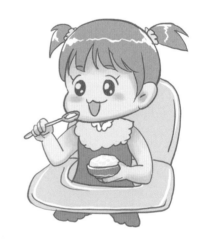

◆家长可以给孩子事先准备好儿童专用餐具，相比成人的碗、勺，儿童餐具会小一些，每一口进入嘴巴的食物不会太多，形成足够的咀嚼空间。家长也可以说一些有关细嚼慢咽的诱导性语言，帮助孩子放慢咀嚼速度。

◆有的孩子吃饭快，是因为咀嚼肌不发达，刚咀嚼没几下就会觉得累，此时家长可以有意识地对孩子进行一些咀嚼肌训练，适当让他吃一些坚果、膜片等需要用力咀嚼的食物，增强其咀嚼肌力。

远离食物中的牙齿健康"杀手"

对于牙齿来说，吃对食物，可以养出一口健康好牙；吃错食物，则会威胁到牙齿的健康。

富含纤维素的蔬菜，例如胡萝卜、芹菜，就是"成就"健康牙齿的有益食物之一，孩子在咀嚼的过程中，膳食纤维就像是带有刷毛的牙刷，可以将牙齿上的细菌清理下来，而且蔬菜中的营养素还能保健牙齿。那威胁牙齿健康的"杀手"有哪些呢？

酸的食物	柠檬汁、可乐等碳酸饮料，虽然口感中的酸味并不明显，但含有大量酸性物质，会对牙齿表面造成腐蚀，形成蛀牙的风险也会随之提高。
黏的食物	棉花糖、软糖、果干等食物，入口黏绵，易附着在牙齿表面，且残留时间较长，再加上其中所含有的糖分，会使细菌大量繁殖，龋坏牙齿。
甜的食物	棒棒糖、巧克力等零食，长时间含在嘴里，就好像牙齿泡在糖水中，发生蛀牙是十有八九的事。
硬的食物	如果孩子经常啃骨头、用牙咬果壳，这些太过坚硬的食物会磨损牙齿，甚至使牙齿断裂，对牙齿健康非常不利。

由此可见，以上这些食物应该被列入"黑名单"。那什么样的零食孩子可以吃呢？牙医建议家长为孩子选择坚果、乳酪等相对健康的食物。此外，没有过多添加剂的海苔也是不错的选择。

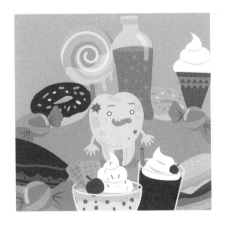

家长可能有所不知，牙釉质是保护牙齿免受侵害的"盔甲"，最怕酸腐蚀和磨损，如果孩子在进食后没有清洁口腔或清洁方式不对，口腔中的细菌就会在牙齿上"作业"——产生酸，来腐蚀牙釉质，长此以往，就会形成蛀牙。所以，家长不仅要把控孩子的食物，还要让其养成及时清洁口腔的习惯。

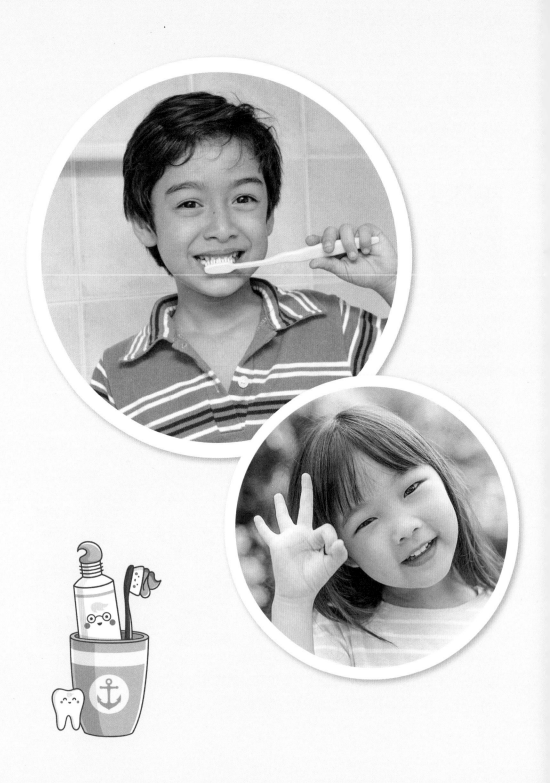

Part **3**

科学护理，
养出零蛀牙宝贝

要想让宝贝零蛀牙、齿健康，自然离不开科学的日常护理。你知道吗？孩子的乳牙尚未萌出或刚刚萌出时，乳牙萌出期间，以及换牙期间，护理大不同，牙刷、牙膏、牙线等洁牙工具的选择也有讲究。

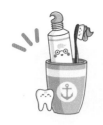

一、儿童护牙，从正确刷牙开始

让孩子学着保护自己的牙齿，应从教会他正确刷牙开始。严格来说，从宝宝长牙时起，就要每天用牙刷刷牙了。接下来就跟随我们一起来了解一下儿童刷牙的相关知识吧！

刷牙的重要作用

刷牙的主要目的是去除牙菌斑，因为只有牙菌斑才能在牙齿表面形成稳定的附着。牙结石、牙垢这些不洁的物质则会通过牙菌斑停留在牙齿表面，继而造成牙齿发炎、出血甚至松动、脱落。坚持每天刷牙，是儿童自我清除菌斑，预防龋病发生、发展的主要手段，能有效维护口腔健康。

孩子什么时候开始刷牙好？

广义上的刷牙是从小开始的。不同的年龄段，刷牙的方法和侧重点也有所不同。

0~6个月	6个月~3岁	3~6岁
孩子的乳牙尚未萌出或刚刚萌出，此时需要家长在每次喂奶后给孩子用消毒纱布蘸上温开水轻擦牙龈和口腔。	乳牙萌出期间，家长可用指套牙刷蘸上温开水为孩子清洁牙齿。孩子2岁后，要逐渐训练他自己刷牙的能力。	此时家长应加强监督，进一步锻炼孩子自己刷牙的能力，培养孩子刷牙的兴趣和意识。这一阶段可以让孩子使用含氟牙膏，预防龋齿。

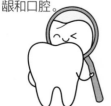

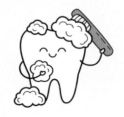

宝宝第一次"刷牙"的注意事项

从严格意义上来说，宝宝第一次"刷牙"是在 0 ~ 6 个月期间，是由爸爸妈妈代刷的。此时的"刷牙"要注意以下事项：

◆宝宝的乳牙尚未萌出，牙龈很脆弱，因此动作要轻柔、缓慢。

◆所选用的纱布一定要消毒，保证干净、卫生。

◆蘸上温开水给宝宝刷即可，不必使用牙膏，以免刺激牙龈和口腔。

◆每天给宝宝刷牙的次数并没有严格的规定，但至少要保证早晚各一次。

◆刚开始刷牙时，宝宝可能会由于好奇心而咬家长的手指，此时千万不能斥责宝宝。

训练儿童刷牙的技巧

孩子 2 岁以后，就要尝试着自己刷牙了，这期间少不了家长的监督与引导。训练儿童刷牙，也是有技巧的。

• 培养孩子刷牙的意识

爸爸妈妈在刚开始训练孩子刷牙时，先要培养他的意识，可以通过讲故事、看图书等形式让孩子认识到刷牙的重要性，并告诉孩子，刷牙就像洗脸、洗澡一样，是一项日常的个人卫生护理工作，必须持之以恒，才能保障口腔健康。

• 为孩子示范刷牙的步骤

家长要耐心为孩子示范刷牙的步骤，让孩子跟随自己，一步一步地学习，并在以后的日常生活中灵活运用。具体的步骤如下：

Step1. 用温水将牙刷浸泡一两分钟，使刷毛变得柔软。

Step2. 挤适量牙膏在牙刷上，注意量不宜过多。

Step3. 选择合适的刷牙方法和姿势，认真刷牙。

Step4. 刷完后，把口漱干净；用水冲洗刷毛内部，甩掉水分，并将其毛束朝上，放在干燥通风处。

> **注意** 刚开始学习刷牙时，孩子可能并不熟练，家长一定要多一些耐心，言传身教，细心引导，久而久之，孩子就能又快又好地刷牙了。

刷牙方法的选择

刷牙的方法有很多，选对方法，坚持刷牙，能有效保护牙齿的健康。下面我们分别介绍 3 种刷牙法，供广大家长参考。

- **巴氏刷牙法——适合牙龈炎、牙龈出血者**

  Step1. 将刷头放在牙颈部，毛束与牙面成 45°角，毛端向着根尖方向，轻轻加压，使毛端末端一部分进入龈沟，一部分在沟外，并进入牙齿相交的邻面。

  Step2. 牙刷在上述位置做近、远、中方向水平颤动四五次，颤动时牙刷仅移动 1 毫米。

  Step3. 刷上下前牙的内侧面时，可将刷头竖起，以刷头的前部接触近龈缘处的牙面，做上下的颤动。

  Step4. 依次移动牙刷到邻近的牙齿，重复同样的动作，保证刷到全口牙齿的每个牙面。

- **竖转动刷牙法——适合牙龈萎缩者**

  Step1. 将刷毛与牙齿长轴平行，毛端指向牙龈缘，然后加压转动牙刷，使刷毛与牙齿长轴成 45°角。

  Step2. 转动牙刷，使刷毛由龈缘向咬合面方向，即刷上牙时刷毛顺着牙间隙向下刷，刷下牙时从下往上刷。

  Step3. 每个部位转刷五六次，然后移动牙刷位置，直至全部刷完。

- **圆弧刷牙法——适合初学者**

  Step1. 将上下牙咬紧，使刷毛轻度接触上颌最后磨牙的牙龈区。

  Step2. 用较快、较宽的圆弧动作，轻轻地从上颌牙龈拖拉至下颌牙龈。

  Step3. 前牙上下相对接触，做连续的圆弧形颤动。形象点说，就是从上牙向下牙方向做画弧动作。

  以上介绍的 3 种刷牙方法都是比较常用的，家长可以选择其中的一种教孩子，也可以综合运用，以取得较好的洁牙效果。

刷牙姿势对了，刷得干净又舒服

刷牙的姿势在很大程度上影响着刷牙的效果。错误的刷牙姿势不仅会导致牙齿上的牙菌斑无法被彻底清除，形成龋齿等牙病，还会损伤孩子稚嫩的牙齿和牙龈。下面为家长简单介绍 3 种为孩子刷牙的姿势。

躺式	抱坐式	对坐式

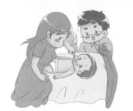

让宝宝躺在床上，张开嘴巴，妈妈给他刷牙，爸爸在一旁逗宝宝，让他不乱动。父母的角色可以互换。

让宝宝坐在自己一侧的大腿上（通常是左侧），头靠在自己的左侧胸前和左臂弯里，用右手给他刷牙。

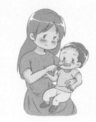

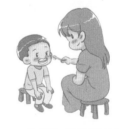

父母和孩子面对面坐着，让孩子自主张嘴，给他刷牙。

刷牙的时间与频率

牙科专家指出，刷牙的频率以每天早、晚各 1 次为宜，刷牙的时间则因年龄而异。

- ◆ 3 岁以下的小宝宝，根据孩子大小，每次尽量刷 1～2 分钟。
- ◆ 3～6 岁的宝宝，每次刷牙尽量刷到 2 分钟以上。
- ◆ 大龄儿童和成年人，每次刷牙应坚持 3 分钟。

学会判断刷牙力量的大小

孩子刚开始学刷牙时，往往不容易掌握刷牙的力度。那么，家长该如何判断孩子刷牙的力量是否合适呢？一个简单的方法就是看刷毛的情况。如果孩子每天早、晚各刷 1 次牙，3 个月之内牙刷的毛束张开，说明刷牙用力过大；反之，如果 3 个月至半年，牙刷毛束没有张开的现象，说明用力是适当的。

为孩子挑选合适的牙膏

　　作为刷牙的辅助剂，牙膏的种类繁多，功效各异，如何为孩子挑选合适的牙膏，成了很多家长头疼的问题。在为孩子选择之前，我们不妨先来了解一下牙膏的基本成分吧！

• 牙膏的基本成分

　　市售的牙膏品牌众多，总的来说，各品牌牙膏的基本成分都是类似的，下面我们将分类进行具体的介绍。

　　◆**摩擦剂**：是牙膏的主要组成部分，占20% ~ 60%，通过刷牙，能在牙面起到一定的摩擦作用，从而去除牙菌斑、色素、食物残渣等，使牙面光洁。

　　◆**清洁剂**：是刷牙时冒出的牙膏泡泡的来源，其主要作用是降低表面张力，增进洁净效果，浸松牙面附着物，使残屑乳化和悬浮，利于去除食物残屑。

　　◆**润湿剂、胶黏剂**：主要作用是维持一定的湿度，使牙膏呈膏状，防止脱水变干，并稳定膏体，阻止微生物生长。

　　◆**防腐剂**：防止细菌生长和膏体变质，延长牙膏的储存期限。

　　◆**甜味剂、芳香剂**：使牙膏的味道清新、爽口，易于接受。

• 孩子牙膏的选择

　　了解了牙膏的基本成分和作用后，接下来就是选择牙膏了。对于孩子来说，应使用儿童特制的牙膏，并根据年龄段进行选择。

　　3岁以下的儿童，应根据饮用水的含氟情况以及宝宝和父母自身的情况选择含氟牙膏，一般来说，每次使用米粒大小的量，属于安全范围。

　　对于3岁以上的儿童，则可以使用含氟牙膏，能增强牙齿的抗酸能力，预防龋齿。

　　此外，儿童牙膏多会根据孩子的特点增加不同的口味，因此，孩子对口味的偏好也可以作为家长为其选择牙膏的一个参考。

为孩子挑选合适的牙刷

牙刷是刷牙必不可少的工具之一，市场上的儿童牙刷琳琅满目，很多爸爸妈妈都不了解，如何为孩子挑选一把合适的牙刷呢？

一个总的原则就是：刷头大小适当（以 2 ～ 3 个门牙的宽度为宜）、刷毛硬度适中、刷柄易握持、适合孩子的不同生长阶段。

由于不同年龄段的儿童牙齿的生长发育情况不一样，因此家长在为孩子选择牙刷时，应根据其牙齿的萌出情况，选择符合保健要求的牙刷。

0 ～ 6 个月	此时孩子处于牙齿萌出前期，或乳牙刚刚萌出，宜选择指套牙刷或硅胶头牙刷，可以清洁并按摩牙龈，缓解牙齿萌出的不适。除了牙刷外，也可以使用消毒纱布。
6 个月 ～ 2 岁	宝宝的牙齿萌出后，在这一阶段，需要家长为其刷牙。此时应选择长柄的，尼龙刷毛不刺手的，刷头较小、可以在宝宝的口腔中灵活转动的牙刷。此外，家长也可以给宝宝准备一把刷毛、刷柄柔软的"玩具型"牙刷，让宝宝尝试自己刷牙玩。不过，此类牙刷的清洁效果差，宝宝牙齿的清洁，还需要靠家长完成。
2 ～ 5 岁	宝宝 2 岁以后，就要尝试自己刷牙了。家长应为其选择方便握持、刷头小、刷毛软硬适中的儿童牙刷。随着他的成长，可逐渐为其更换刷头略大、刷毛略多的牙刷。
5 岁以后	这时候孩子的"六龄牙"开始萌出了，应为其选择较婴幼儿牙刷的刷头更大一些的儿童牙刷。也可以选择末端刷毛长一些的牙刷，这样更有利于清洁正在萌出的"六龄牙"。

注意 现在市面上还有电动牙刷，它可以提高刷牙效率，但要让孩子掌握正确的方法。一般建议先让孩子熟练使用手动牙刷，学龄后期再尝试电动牙刷。

牙刷可传染疾病，需注意卫生

牙刷是每天都要用到的洁牙工具，掌握正确的使用与保养方法，可以减少疾病传播，保障口腔健康。

◆使用牙刷前后应该洗手，并注意不要让手碰到刷毛部分，保证牙刷干净。

◆用完的牙刷，应用水冲洗刷毛内部，甩掉水分，并将刷头朝上放到牙杯里。

◆牙刷尽量放到干燥通风处，减少细菌滋生。

◆使用的牙刷应定期消毒，可以用双氧水或开水烫。

◆牙刷应专人专用，不可混用，以免传染口腔疾病。

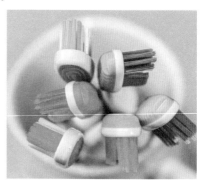

◆无论是手动牙刷还是电动牙刷，如果刷毛出现弯曲、脱落，就要及时更换，6～8周更换一次，否则上面容易残留细菌。

宝贝的牙刷干净了吗？

或许家长会有这样的困惑：教孩子刷牙刷了半天，到底刷干净了吗？牙菌斑都刷掉了吗？其实，要判断这一点，只需要购买一瓶牙菌斑显示剂就可以了。

牙菌斑显示剂有片剂和液体两种，可显示牙齿表面牙菌斑的情况，辅助我们判断牙齿是否刷干净了，以便及时清洁，预防牙菌斑积累而导致的多种口腔疾病。

• **牙菌斑显示剂的使用方法**

片剂和液体的牙菌斑显示剂在使用时方法略有不同，下面我们主要介绍片剂的使用方法：

Step1. 刷牙并漱口，取一片牙菌斑显示剂放入口中。

Step2. 使用两侧的牙齿将其充分嚼碎，再使用舌尖舔至全部牙面内外两侧。

Step3. 将口中的残余物吐出，并使用清水漱口。

Step4. 对着镜子检查口腔，牙面被染色的部分即为牙菌斑附着部位。

除了以上方法外，也可以将片剂溶于水中，再用棉花棒蘸少许液体，均匀涂抹在牙齿的表面，然后用漱口水漱干净即可。此方法也适用于液体的牙菌斑显示剂。

注意口腔内不容易刷干净的部位

在刷牙的过程中，难免会有一些口腔内不容易刷干净的部位被遗漏，如果长此以往，就会造成洁牙不彻底，滋生多种口腔疾病等后果。因此，家长有必要重点了解一下这些部位，并在引导孩子刷牙的过程中避免漏刷。

舌面区

很多人往往以为刷牙就是单纯地刷牙齿，其实，舌面也是刷牙过程中的一个重要部位。所有的上下牙舌面都不能遗漏或疏忽。

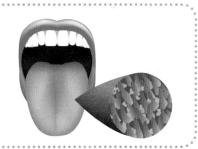

后牙区

一般人往往倾向于花较多的时间和精力清洗前牙，而忽视了后牙的刷洗，特别是后牙靠近脸颊部的那面。在刷的时候，可以用一只手的手指轻轻拉开脸颊，让牙刷不受脸颊的压迫，自由转动和刷洗。

口角区

在交换刷牙区域时，右手持刷的人容易漏掉右侧尖牙，左手持刷的人则容易遗漏左侧尖牙。此外，牙齿和牙龈交界的地方是多数牙齿形成色素和产生脱矿、蛀牙的常见部位，也容易被漏刷。

漱口的重要性

由于大多数人并不能很好地掌握有效的刷牙方法以及牙线的使用技巧，饭后及时漱口就显得尤为必要了。

漱口是利用液体含漱从而清洁口腔的方法。通过漱口，液体到达口腔各部位，特别是一些牙刷和牙线进不去的角落，比如牙缝里和牙龈边缘，可清除食物残渣和部分松动的软垢，以及口腔内容易借助含漱力量而被清除的污物和异味，达到清洁的作用，如果配合使用漱口水，还能杀菌消毒、清新口气。

漱口水虽然使用方便，但并不能代替刷牙和使用牙线。另外，需要提醒家长注意的是，儿童应在牙医的建议和家长的监督下酌情使用漱口水，学龄前儿童禁用。

刷牙时牙龈出血的处理

我们已经知道，牙面上存有牙菌斑、牙石、软垢等诸多不良刺激因素，若不及时去除，便会刺激牙龈，引起牙龈发炎。特别是儿童，其牙周问题多以牙龈炎为常见，而牙龈炎初期在刷牙时往往容易导致牙龈出血。此外，肥大性龈炎、各种牙周炎患者均可有刷牙时牙龈出血的现象。

当孩子刷牙时出现了牙龈出血，家长应该怎么做呢？

• 及时安抚孩子

有的孩子在看到刷牙时牙龈出血后，就不敢刷牙了，这样反而会加重牙龈发炎。此时，家长可以用幽默的话语安抚孩子，比如告诉他"这是虫虫的血，不是你的，别担心"，以此打消孩子内心的恐惧，让他坚持刷牙。

• 检查孩子的刷牙细节

除去疾病因素外，很多不正确的刷牙方式也会导致牙龈出血。如果家长发现孩子刷牙时有牙龈出血的现象，不妨给孩子检查一下：

◆刷牙力度是否过重。牙龈是十分脆弱的，如果刷牙力度过大，可能会刺激其出血。

◆牙刷刷毛是否过硬。选择一款软毛牙刷是减轻对牙龈损伤的重要举措。

◆检查孩子的刷牙用水温度。刷牙时最好选择冷、热混合的温水，这样能减少对牙龈的刺激，从而有效减少出血的概率。

• 必要时去看牙医

如果孩子的牙龈出血现象一直没有改善，要立即带孩子去看牙医，加强牙齿治疗，避免加重病情。

盯着孩子刷牙，防止出现外伤

孩子刚开始学习刷牙的时候，家长要起到监督作用，防止孩子在这一过程中操作不当，引起牙外伤。等到孩子熟练掌握了正确的刷牙方法后，就可以让孩子自己刷牙了。另外，家长也可以选择和孩子一起刷牙，既能保护孩子免受伤害，又能互相监督彼此养成良好的卫生习惯。

牙线，彻底清洁牙齿的好帮手

想要彻底清洁牙齿，仅仅靠每天刷牙是不够的，不管你刷得多么用心和细致，牙刷只能刷到牙齿表面的 70%，那些隐藏在牙缝、牙颈等部位的牙菌斑、牙垢，以及食物残渣，时刻都威胁着口腔健康，这时候，牙线就可以派上用场了。

● 孩子适合使用牙线的年龄

儿童在 2 岁半到 3 岁的时候会建立起整齐的乳牙列，此时牙齿和牙齿间没有空隙。等到 4 岁以后，随着上下颌骨的发育，牙齿之间便会出现缝隙，食物残渣等就会在进食时塞进牙缝中，埋下龋齿的隐患。所以，一般在儿童 4 岁左右，就要使用牙线了。

● 牙线的使用方法

总的来说，牙线的使用方法可以概括为 5 个要点，即取线绷线，慢拉入缝，包牙刮面，一缝两边，洁完换线。

取线绷线：取 30 厘米左右的牙线，把线的两边分别缠绕在左右手的中指上，两个中指间的牙线长为 10 ~ 15 厘米。用拇指和食指捏住牙线，绷紧，捏住后中间保持 2 厘米的距离。

慢拉入缝：将牙线前后"拉锯式"慢慢拉入牙缝中，不要强行直接压入，以免导致牙龈出血。

包牙刮面：将牙线以"C"字形抱住牙齿邻接面，上下拉动，刮除牙面上的食物残渣和菌斑。

一缝两边：每个牙缝间相邻两颗牙的侧面都要用牙线充分清洁。

洁完换线：待每个牙缝清洁完后，换另一段干净的牙线。可在小指与手掌相握处攥一张纸巾，一边手指松线一圈，让出干净的一段，另一边将用过的牙线绕在手指的纸巾上。

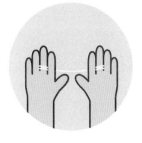 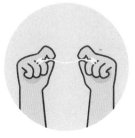 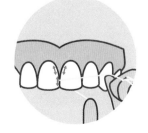

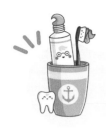

二、合理安排孩子的护牙饮食

牙齿不好，会影响孩子对食物的吸收和营养的跟进，反之，如果家长能让孩子在日常生活中重点摄取一些护牙的食物，则会形成良性循环，有益其牙齿健康和身心的成长发育。

多样化饮食，补充足够的营养

对于孩子来说，坚持多样化饮食，不仅能为他身体的生长发育提供不同种类的营养元素，满足营养需求，还能让牙齿变得更加美丽和坚固。

作为家长，可以从以下几个方面做起，保障孩子补充足够的营养：

注意孩子一日三餐的饮食营养是否均衡，蛋白质、糖类、脂肪、维生素、矿物质、纤维素等基础营养素的摄入比例是否合理。

根据孩子的不同年龄阶段和牙齿发育特点，侧重补充不同的营养素，例如孩子长牙期间要多摄取钙、磷、维生素D等营养素。

保证孩子每天进食的食物种类丰富，粗细粮、荤素食、主副食搭配尽量合理。

对于有挑食、偏食习惯的孩子，要及时引导和纠正，如果遇到孩子不太喜欢吃的食物，不妨变换一下烹饪方式，尽量让餐桌上的饭菜看起来既美味可口，又花样繁多。如果孩子仍然不愿意吃，也可以用同一营养类别的其他食材代替。

适当吃些含氟食物，预防龋齿

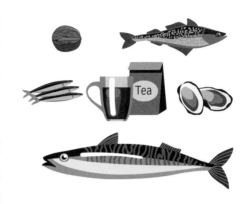

儿童由于其饮食特点、乳牙结构特点以及自我清洁的能力弱等，罹患龋齿的可能性要比成年人大得多。平时让孩子适当吃些含氟食物，能有效预防龋齿。

日常生活中，含氟较多的食物主要有海鱼、海带、海蜇、虾、牡蛎、莴苣、核桃、茶叶和矿泉水等。总的来说，动物性食品中氟的含量要高于植物性食品，海洋动物中氟的含量要高于淡水动物及陆地动物。

吃些富含纤维素的食物，锻炼咀嚼力

前面我们已经讲过，孩子牙齿的咀嚼能力差，智力的发展也会受到不良影响。因此，锻炼其咀嚼能力非常重要，家长在平时可以多给孩子吃一些富含纤维素的食物。

• 纤维素与咀嚼力

膳食纤维是一种不易被消化的食物营养素，通过咀嚼，食物中的膳食纤维与牙面之间产生摩擦，能使牙床得到有效的按摩，保持对牙齿良好的刺激作用，并促进牙齿与颌骨的发育，进而增强牙齿的咀嚼能力。此外，经常摄取膳食纤维，还能在咀嚼的过程中起到清洁牙面的作用。

• 富含纤维素的食物推荐

一般来说，我们日常食用的新鲜蔬菜和水果中均含有较多的纤维素，下面列举了一部分，供家长参考和选择。

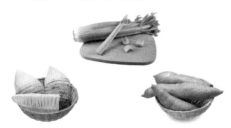

蔬菜类：竹笋、芹菜、玉米、红薯、茄子

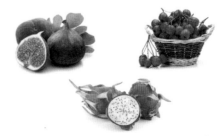

水果类：无花果、苹果、火龙果、山楂、蓝莓

补充维生素 C，预防牙龈出血

牙龈出血是孩子经常出现的口腔问题之一，从饮食方面来说，多补充一些维生素C，能有效预防和减少这一问题。因为人体缺乏维生素C易使牙床松软，导致出血。长期缺乏维生素C，也是牙周病的主要原因。

富含维生素 C 的食物推荐		
名称	食用说明	食材图
猕猴桃	又名奇异果，其维生素 C 含量极高，有解热、止渴、利尿等功效，常食还可以强化免疫系统。建议每天或每隔一天食用一个。	
柠檬	味道略酸，可以将它切片泡水给孩子喝，或者入菜，有美白牙齿、减少牙龈发炎等功效。	
橘子	常吃橘子可起到增进食欲、健脾和胃、通便利尿等功效，不过橘子不宜食用过多，否则可能会患胡萝卜素血症。	
橙子	橙子的维生素 C 含量也是非常高的，既可以生吃，也可以将其榨成果汁，更容易被人体吸收。	
上海青	以上海青为代表的绿叶蔬菜中，维生素 C 的含量很高，不过要注意烹饪方法，以防维生素 C 在此过程中流失。	
土豆	又叫马铃薯，每 100 克土豆中约含有 27 毫克维生素 C，是人们餐桌上常见的食材。	
西红柿	西红柿是大多数孩子都喜欢吃的食物之一，酸甜可口，既能凉拌，又能炖汤，经常吃还能美白牙齿。	
红枣	富含维生素 C 和铁，营养价值高，但不宜多吃，以免引起胀气。	

食用高钙食品，坚固牙齿、减少蛀牙

牙齿的健康离不开营养的补充，其中，钙元素是关系牙齿健康发育的重要营养素。有意识地让孩子吃一些高钙食品，能起到坚固牙齿、减少蛀牙的作用。

• 钙与牙齿健康

人体中 99% 的钙存在于骨骼和牙齿中，余下的 1% 存在于软组织、细胞外液和血液中。可见，钙是牙齿的重要组成部分，少了它，宝宝的乳牙可能会长不好，易出现牙齿松动、蛀牙等牙齿问题。

一般来说，矿化不良的牙齿容易发生龋齿，而缺钙则会影响牙齿的矿化。如果儿童在牙齿发育的重要阶段缺钙，将影响到牙齿的矿化过程。当牙齿发育完成以后，钙对于牙齿矿化的影响也随之终结。

此外，钙是调节肌肉收缩、细胞分裂、腺体分泌的重要因子。缺钙除了会影响牙齿外，还会让孩子骨骼发育不良、智力发展缓慢，出现腿脚抽筋、腰腿酸痛、骨关节痛、骨质疏松、佝偻病等问题，影响体格生长和神经系统的发育。在情绪方面，则容易让人产生紧张、暴躁、焦虑等不良情绪。

• 儿童的补钙量

根据《中国居民膳食营养素参考摄入量》，儿童的补钙量因月龄和食量而定。总的来说，出牙期的宝宝每天要保证摄取 600 ~ 800 毫克的钙。在孩子换牙期间，要格外注意钙的补充。具体的补钙量可参照右表。

年龄	建议每日摄取量
0 ~ 0.5 岁	300 毫克
0.5 ~ 1 岁	400 毫克
1 ~ 4 岁	600 毫克
4 ~ 7 岁	800 毫克
7 ~ 11 岁	800 毫克
11 ~ 14 岁	1000 毫克
14 ~ 18 岁	1000 毫克

• 含钙食物举例

补钙最好的方法是从天然的食物中摄取，以下列举了一些高钙食物，家长在日常生活中可以根据孩子的喜好进行选择，并注意科学搭配。

◆牛奶、酸奶及奶制品不仅含钙量丰富，而且钙和磷的比例适宜，利于被人体吸收，是孩子理想的补钙之源。据统计，每 100 毫升牛奶中含有约 120 毫克的钙，每天喝一盒 250 毫升的牛奶，就能补充 300 毫克的钙。

◆小鱼干、三文鱼、虾皮、海带等海产品也含有丰富的钙元素，有助于牙齿的钙化。

◆芥蓝、小白菜、芹菜、花菜、上海青、秋葵等蔬菜含钙量很高，可以多给孩子吃一些。

◆黄豆、豆浆、豆腐等豆制品，也是给孩子补钙的良好食物来源。

◆像排骨、糙米、芝麻、葵花子、芝麻酱、鸡蛋、黑木耳等其他食材，也可以搭配给孩子吃，补钙效果很好。

• 其他补钙方式

孩子补钙一般建议选择食补的方式，较为安全。如果孩子经医生检查严重缺钙，则可以选择药补。碳酸钙是目前已知的较利于人体吸收的钙源，可以选择以此为钙源的国际化大品牌产品。补钙产品的服用量和服用方法应听从专业医生的建议，并结合产品说明，一般建议每日一片，若缺钙明显则每日两片。

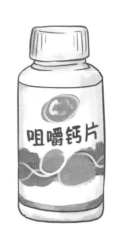

人体内钙的沉积离不开维生素 D 的帮助，它能促进骨骼和牙齿的生长，调节宝宝的肠胃对钙、磷等有益牙齿的物质的吸收，促进钙在牙胚上沉积，因此，一般钙和维生素 D 一起补充效果更好。牛奶、动物肝脏、蛋黄、鱼、肉及豆类含有丰富的维生素 D，家长在给孩子补钙时可搭配同食。

此外，晒太阳可以增加孩子体内维生素 D_3 的合成，有助于钙质的吸收和利用。专家建议孩子每天晒 1 小时左右的太阳，可以分次进行，每次 15 ～ 30 分钟。晒太阳也要挑时间，尽量避开 10:00 ～ 14:00 这一时间段，因为此时的阳光较为炙烈，会晒伤孩子稚嫩的皮肤。

• 补钙的注意事项

补钙是一门学问，补得得当，才能满足宝宝的需求，保护牙齿健康。以下有几个给孩子补钙的注意事项，提醒家长注意。

◆给孩子服用的钙剂应谨遵医嘱，不可擅自加大剂量或盲目更换。

◆补钙宜在睡觉前和两餐之间进行，最好在晚饭后半小时服用钙剂。服用钙剂后，要间隔1小时以上再喝牛奶。

◆补钙切勿过量，否则不仅会影响人体对其他营养物质的吸收，还会使肠蠕动减慢，引起便秘等身体不适。

常吃有杀菌作用的食物，清除牙菌斑

牙菌斑是牙周炎的主要致病菌，因此对于牙菌斑的清除非常重要。从饮食方面来说，常吃一些有杀菌消毒功效的食物，有助于清除牙菌斑，减少细菌滋生。

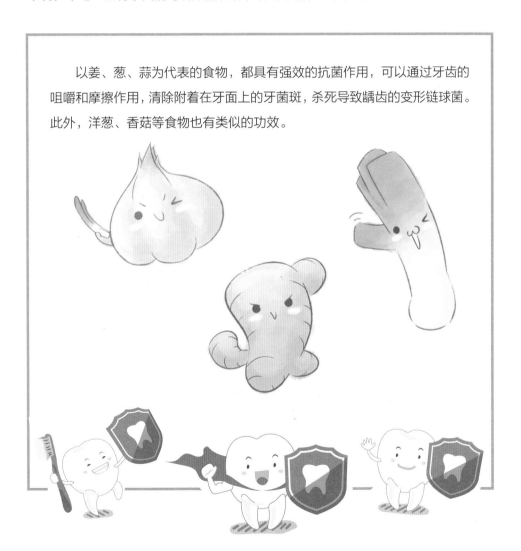

以姜、葱、蒜为代表的食物，都具有强效的抗菌作用，可以通过牙齿的咀嚼和摩擦作用，清除附着在牙面上的牙菌斑，杀死导致龋齿的变形链球菌。此外，洋葱、香菇等食物也有类似的功效。

吃完酸性食物，别立即刷牙

食物的特性会影响牙齿的健康，例如酸性食物会侵袭牙釉质，使牙齿变软。这时候，很多家长会要求孩子赶紧刷牙，其实这样做并不妥当。

• 吃酸后为什么不能立即刷牙

像柠檬、橙子、西柚等酸性食物，在食用的过程中，其中的酸性物质会直接作用于牙釉质，造成酸蚀，被酸蚀破坏的牙齿就很容易脱钙，或发展成为龋齿。而酸奶、果汁和碳酸饮料等饮品，其中的酸性液体会使牙齿表面的牙釉质软化。如果吃酸后立即刷牙，反而会加速酸性物质对牙齿的腐蚀，让牙釉质变薄，损害牙齿健康。

所以，家长要叮嘱孩子，吃酸后不要立即刷牙。

• 吃酸后应如何保护牙齿

孩子吃酸后，可以用白开水漱漱口，或喝点牛奶，以中和食物的酸性。此外，口腔中的唾液也能帮助中和食物的酸性，建议半小时后再刷牙。

> **注意** 饭后也不宜立刻刷牙，这与吃酸后不能马上刷牙是一个道理。不过这时可以大力漱口，以便冲掉食物残渣，起到简单的洁牙效果。

吃木糖醇口香糖，有效预防蛀牙

饭后吃几粒口香糖，可起到与刷牙类似的洁牙效果，有效预防蛀牙。这是因为在咀嚼口香糖的过程中，可以让口腔内的唾液分泌增多，中和口腔的酸性物质，从而有效降低蛀牙的发生率。

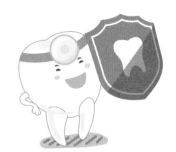

口香糖的种类很多，推荐大家食用木糖醇口香糖，因为木糖醇具有不能被蛀牙致病菌利用、分解的特性，可以有效减少口腔中的蛀牙致病菌，促进牙釉质再矿化，相较于一般的口香糖，它有更好的预防蛀牙的效果。

不过，由于木糖醇是成本较高的代糖，因此在挑选木糖醇产品时，要注意成分标示，只有木糖醇含量高的才能充分发挥预防蛀牙的效果。

限制甜食和含糖饮料的摄入

小孩子似乎对甜食和含糖饮料天生就没有抵抗力，但是这类食物吃多了并不好。尤其是对于换牙期的孩子来说，对牙齿的伤害极大。

• 糖与牙齿健康

无论是棒棒糖、硬糖果，葡萄干、无花果干、杏干等果脯类零食，甜点、冰激凌、巧克力等甜度高的食物，还是果汁、可乐等碳酸饮料，都含有大量的糖分，如果任由孩子过量食用，对其牙齿和身心健康都不利。

孩子在摄取这些食物的过程中，其所含的糖分很容易黏着在牙齿上，一方面会给细菌繁殖提供充足的物质条件，另一方面这些糖分也会在细菌的新陈代谢过程中不断被分解发酵，产生乳酸，这种酸性物质如果长期滞留在牙齿的表面和窝沟中，就会慢慢侵蚀牙齿上的保护层——牙釉质，令其形成龋洞，久而久之便可能导致牙齿龋坏。此外，含糖饮料还可能含有色素，会使牙齿出现不同程度的着色、变色，不再洁白亮丽。

• 糖并非一无是处

当然，甜食中所含的糖也并非一无是处，它能够为孩子的身体发育和活动提供必要的能量，孩子身体的代谢、神经系统的正常功能都需要糖分的参与。不仅如此，糖还是大脑的唯一燃料，能够使孩子的大脑持续、稳定地工作。因此，适当地给孩子吃些糖能提高他们的注意力、记忆力、反应能力和理解能力。

所以，家长要做的是让孩子科学地吃糖，而非完全杜绝。

• 让孩子科学吃糖的妙招

让孩子科学吃糖，同时加强对牙齿的保护，就可以有效降低孩子出现牙齿问题的概率。

◆对于3岁以下的小宝宝，尽量避免给他吃糖，如果是人工喂养的宝宝，应选择含糖量少的奶粉；3岁以上的孩子，则要告诉他多吃糖的危害，有意识地让他少吃糖。

◆给孩子吃糖的时间尽量安排在靠近正餐的时候，使牙齿在一日三餐之间能够有所"休息"。

◆睡前千万不要给孩子吃糖，因为这时人体的各个器官处于"休息"的状态中，唾液分泌量减少，此时吃糖更易发生蛀牙。

◆对家里的甜食和含糖饮料严格管理，将其放置在孩子不能自行拿取的地方。

◆限制孩子每天吃甜食和喝含糖饮料的次数，定好规矩，并严格执行。

◆平时不要用糖果安抚孩子，可以给他讲故事，这比糖果对孩子的身心健康更有价值。

◆孩子吃糖后，要督促他及时漱口，并刷牙，必要时使用牙线，保护牙齿健康。

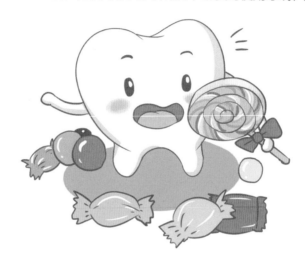

尽量不给孩子吃过冷、过热、过硬的食物

食物与牙齿健康的关系十分密切。作为家长，平时应尽量少给孩子吃过冷、过热、过硬的食物，因为这些会损伤牙釉质，而牙釉质是无法再生的，一旦被破坏就没有了，所以家长一定要引起足够的重视。

经常吃过硬的食物，像用牙直接嚼冰块、大口咬坚果壳等，是引起牙隐裂的重要原因。

日常护牙，爸爸妈妈要引导孩子注意以下事项：

◆吃冰棍的时候，尽量用舌头舔着吃，不要用牙齿咬着吃。

◆吃核桃、夏威夷果等带硬壳的坚果时，要用工具处理好后再放进嘴里。

◆啃骨头时，尽量把它煮得软烂一些，方便食用。

◆平时少吃冰激凌、麻辣烫等食物，减少对牙齿的不良刺激。

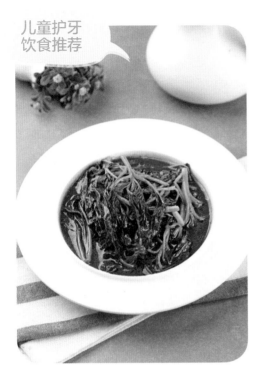

清炒苋菜

扫一扫!

原料

苋菜 350 克，盐 3 克，鸡粉 2 克，食用油适量

做法

1. 用油起锅，烧至三成热。
2. 倒入洗好的苋菜，大火翻炒至断生。
3. 转小火，加入盐、鸡粉，快速炒至入味。
4. 用中火翻炒几下，至苋菜熟透。
5. 出锅，摆好盘即成。

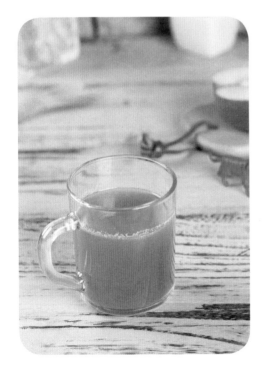

苹果汁

扫一扫!

原料

苹果 90 克

做法

1. 将备好的苹果洗净，削去果皮，去除果核，将果肉切瓣，再切成丁，备用。
2. 取榨汁机，选择搅拌刀座组合，倒入苹果丁。
3. 注入少许温开水，盖上榨汁机盖。
4. 选择"榨汁"功能，榨取苹果汁。
5. 断电后倒出苹果汁，装入杯中即可。

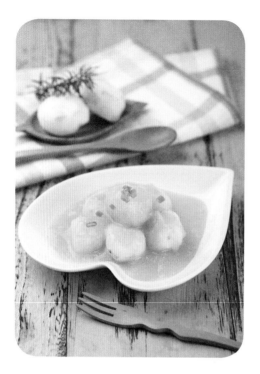

橙汁马蹄

扫一扫!

原料

马蹄 300 克，橙汁 20 毫升，葱花少许，水淀粉 10 毫升，白糖、食用油各适量

做法

1. 锅中注水烧开，倒入洗净的马蹄，煮约 2 分钟至熟，捞出。
2. 锅中加入少许清水，倒入橙汁、白糖，再加少许食用油，拌匀。
3. 倒入水淀粉拌匀，调成浓汁。
4. 把马蹄装碗，加入浓汁，拌至入味。
5. 将拌好的马蹄装入盘中，撒上少许葱花即可。

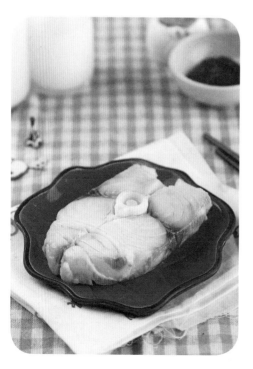

清蒸鳕鱼

扫一扫!

原料

鳕鱼块 100 克，盐 2 克，料酒适量

做法

1. 将洗净的鳕鱼块装入碗中。
2. 加入适量料酒，抓匀，再放入盐，腌渍 10 分钟至入味。
3. 将腌渍好的鳕鱼块装入盘中，放入烧开的蒸锅中。
4. 盖上盖，用大火蒸 10 分钟，至鳕鱼熟透。
5. 揭盖，将蒸好的鳕鱼块取出，稍微冷却即可食用。

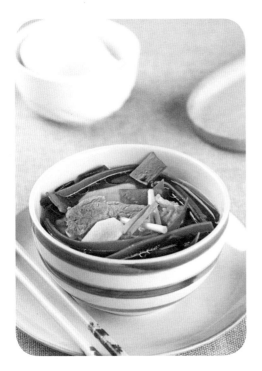

棒骨海带汤

扫一扫!

原料

斩成小段的猪棒骨 500 克，海带 100 克，姜片、葱段、盐、白醋各适量

做法

1. 将洗净的海带切丝，装碗备用。
2. 将洗净、斩成小段的猪棒骨用开水余一下，捞出装碗，备用。
3. 将猪棒骨放入热水锅中，和葱段、姜片一起煮。
4. 待猪棒骨六成熟时，放海带下锅，并加入适量白醋。
5. 待熟透后放盐调味，出锅装碗即可。

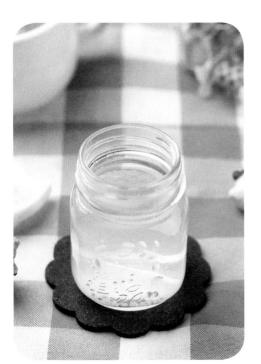

白萝卜汁

扫一扫!

原料

新鲜白萝卜 1/4 个

做法

1. 白萝卜去皮，从中切成两半，再切成片，装碗备用。
2. 将切好的白萝卜片放入沸水中，煮10 ~ 15 分钟。
3. 出锅装碗，凉温后即可饮用。

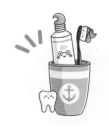

三、养成孩子护牙好习惯

　　爱护牙齿，在于生活的一点一滴。作为父母，需要帮助孩子养成护牙的好习惯，从早晚刷牙，到定期看牙、洗牙，都不能疏忽。

早晚刷牙、定期洁齿

　　家长应协助孩子养成早晚刷牙的好习惯，从最开始的帮孩子刷牙到之后让孩子自己刷牙，每一天都不能疏忽和遗漏。注意，刷牙时要由前向后，由外向里，顺着牙，竖着刷，每颗牙面都要仔细刷干净。另外，每天至少要使用一次牙线，彻底清洁每个牙缝。除了刷牙和使用牙线外，大一点的儿童还需要定期洁齿，这里洁齿主要指的是洗牙。洗牙有利于洗去刷牙不能清除的牙结石，减轻牙周炎，延缓牙菌斑的沉积，对孩子的牙齿健康十分有利。

乳牙长齐后培养孩子自己刷牙的习惯

　　每个孩子乳牙的成长状况都不同，总的来说，只要1周岁的宝宝长出了6～8颗乳牙，2岁到2岁半的宝宝乳牙基本都长齐了，就是正常的。

　　家长要时刻关注孩子乳牙的成长发育情况，一旦乳牙长齐以后，就要有意识地培养他自己刷牙的习惯了。

进食后或睡前用温开水刷牙或漱口

　　研究表明，餐后30～60分钟，牙菌斑就能在牙齿表面形成稳定附着，因此，进食后及时刷牙或漱口非常有必要。一般建议餐后15～30分钟内刷牙或漱口，效果更好。

　　在睡前也要记得刷牙或漱口，不仅有利于维持牙齿的健康状态，还能有效减少口腔异味。

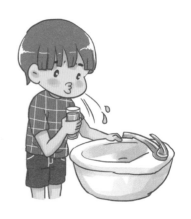

时常让牙齿做做"运动"

牙齿保健不仅在于每天的清洁，时常做做叩齿运动也是一个好方法。尤其是在早上起床后，叩齿能够唤醒牙齿，兴奋牙神经、牙髓细胞和血管，巩固牙齿和牙周组织，使牙齿不易松动和脱落，并能增加咀嚼能力。

那么，叩齿运动具体应该怎么做呢？只要简单的两步即可完成：

Step1：静心凝神，微闭口，保持呼吸顺畅。

Step2：将上、下牙齿有节奏地相互叩击，大约 10 次。

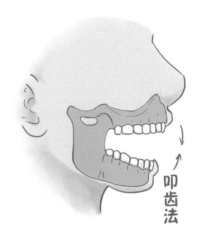

叩齿法

> **注意** 叩齿力度可根据牙齿的健康程度量力而行，不能用太大的力气，防止咬舌。另外，在叩齿练习的过程中会产生一定量的唾液，唾液有促进消化的作用，可以将其咽下。

没有牙病，也要定期看牙

世界卫生组织规定口腔健康的标准是："牙齿清洁、无龋齿、无疼痛感觉，牙龈颜色正常、无出血现象。"这些标准看似简单，但大部分中国人可能从小就不达标。调查显示，我国有六成以上的人从来没有看过牙医，仅有 2% 的人有定期进行口腔检查和清洁的习惯，这意味着有 80% 的人可能患有各种牙齿和口腔问题。

有的家长可能会认为，没有牙病就不需要带孩子看牙医，其实这是错误的观念。定期看牙就像定期体检一样，它可以了解孩子乳牙的龋坏情况、脱落情况，恒牙的发育情况以及咬合关系的建立等，是非常有必要的。只有及早发现问题，才能更快地解决问题。

要知道，一个人一生中的任何时期都可能患上口腔疾病。而且，大多数口腔疾病属于慢性疾病，早发现、早治疗，孩子的痛苦会少很多，费用也不需要太高。至于具体的检查时间，要根据实际情况来定。儿童一般每半年检查一次，如果发现牙齿有龋坏或畸形的倾向，可缩短为 3 ~ 4 个月。

孩子洗牙二三事

我们常常听到关于"洗牙"的一些说法，关于孩子洗牙，你了解吗？接下来我们将对孩子洗牙的二三事进行具体的介绍，希望能对广大家长朋友有所帮助。

• 牙结石与洗牙

牙结石是食物残渣和口水中含钙、磷的盐类经过牙菌斑的细菌作用后所形成的一种硬化物质，好发于牙齿和牙龈的交界处。牙结石非常坚硬，一般无法通过日常刷牙去除，而且牙结石的孔洞较大，非常容易附着牙菌斑，这些结石内的细菌释放毒素，会引发牙龈的炎症，导致牙龈红肿、易出血等，长期的炎症会使牙槽骨骨质丧失，致使牙齿松动，形成牙周炎，因此，可以说牙结石是牙菌斑的温床，也是造成牙周病的原因之一。

洗牙就是去除牙结石的过程，它有一个专业的说法，叫作"洁治"，主要是利用超声波的振荡原理，把牙齿上的脏东西洗掉，露出牙齿本来的面目。

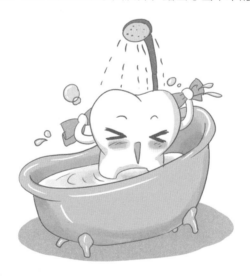

• 孩子也需要洗牙

不少家长存在这样的困惑，那就是——孩子年纪那么小，有必要洗牙吗？答案是肯定的。

孩子一般都喜欢吃甜食、软食，喝饮料等，无法充分利用牙齿的自洁功能，久而久之，就会积累很多牙垢，导致牙齿色素沉着，这些是无法通过日常刷牙去除的。再加上孩子在口腔卫生的保持方面没有成年人那么自觉，所以需要定期做一些彻底的清洁，洗牙就显得很有必要了，它可以帮助孩子清除牙垢，预防龋齿等多种口腔疾病。

- 孩子洗牙与成年人洗牙不同

　　孩子毕竟年龄小，在洗牙的方法、频率等方面与成年人有所不同。一般来说，8岁以下的孩子由于牙齿中大多是软垢和色素，牙结石较少，不需要使用洁牙机，只需要抛光即可。所谓抛光，就是用柔软的橡皮杯或抛光刷配合儿童专用抛光膏对牙齿表面进行抛光清洁，以去除软垢和色素，达到保护牙齿的目的。对于 10 岁以上的孩子，特别是牙列拥挤的孩子，往往很容易沉积牙结石，需要借助洁牙机进行清洁。

　　孩子洗牙的频率以一年一次为宜，洗牙的同时可以一并检查牙齿的健康状况，不过这个并非绝对的，具体情况要根据牙医的诊断，视牙结石的累积情况而定。

- 洗牙不会伤害牙齿

　　在洗牙的过程中，可能会使人产生刺痛、酸痛的感觉，这是正常的，但并不会伤害牙齿和牙龈。另外，洁治工具的尖端可能会对牙釉质有轻微的刮擦，但并不会带来实质性的损伤，这就好比我们洗澡的时候要搓擦皮肤一样，因此，家长可以不用担心。

- 洗牙不会使牙缝变大

　　由于牙结石好发于牙齿和牙龈的交界处，长期下来，可能造成牙周组织被破坏，慢慢地就会出现牙缝变大、牙龈萎缩等情况，当我们通过洗牙把原本堆积在牙缝的牙结石去除后，牙缝会变得非常明显，让人产生一种牙缝变大的错觉。

　　其实，洗牙并不会让牙缝变大，它只是去除了原本卡在牙缝中的牙结石，让牙缝露出来了而已，真正导致牙缝变大的，是牙周病或年龄增长所致的牙龈萎缩。

> **注意** 建议家长带孩子到正规的口腔医院洗牙，一旦发现问题，也可以找专业的牙医咨询和解决。值得注意的是，虽然洗牙可以去除牙结石，预防牙病，但这并不表示只要定期洗牙就可以高枕无忧了，儿童牙齿的清洁和保养是每天都要做的工作。

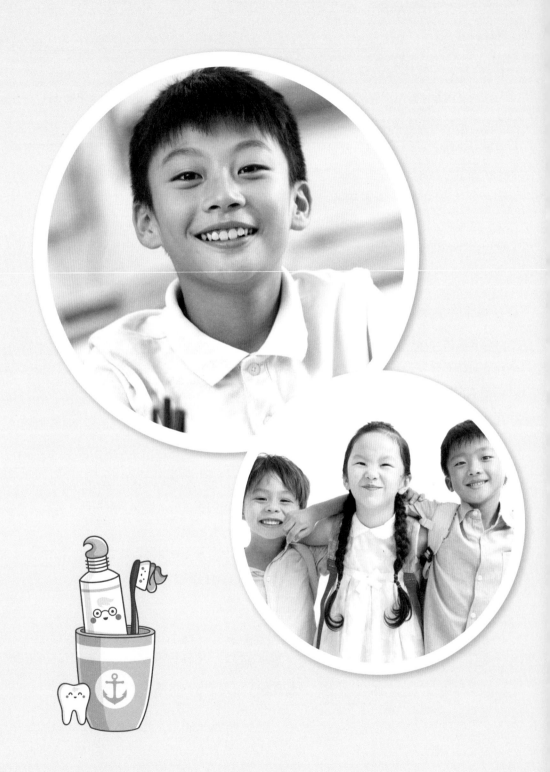

Part 4

牙齿矫正，
让孩子的青春更美丽

不是每一个孩子天生就有一口健康、整齐、漂亮的牙齿，这就需要根据医生的判断选择牙齿矫正。牙齿矫正是一个漫长的过程，在此期间，家长和孩子要共同努力，做好牙齿的清洁与保养工作。

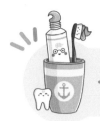

一、家长须知的孩子牙齿矫正事宜

　　每一位家长都希望自己的孩子能够拥有一口健康、整齐、漂亮的牙齿，但是由于种种原因，孩子的牙齿可能并不整齐，这时候及时矫正就是一个不错的选择。关于牙齿矫正，你了解多少？

矫还是不矫，听医生的

　　相信大家对"牙齿矫正""戴牙套""牙齿正畸"等词语一定不感到陌生，从明星到大众，很多人都做过相关的矫正，如今，越来越多的孩子也开始步入牙齿矫正的大军。

• 什么是牙齿矫正？

　　美国正畸学会将牙齿矫正定义为：通过移动牙齿或经外力来控制、引导、矫正牙齿或颌骨的结构和形态异常。通俗地说，就是指通过各种矫正装置将力量施加在牙齿或者颌骨上，以此来引导、矫正牙齿或颌骨的位置，使之达到功能协调和整齐美观的效果。

　　可见，矫正不仅仅是大众所理解的排齐牙齿，还包括面部、颌骨的引导和矫形。矫正也不只是改善外观，更多的是改善由于牙齿不齐所导致的咬合功能异常状况，使健康与美丽并存。

• 孩子一定要进行牙齿矫正吗？

　　事实上，大多数的人多多少少都存在一定程度的牙齿咬合不正，但不是所有的咬合不正都需要进行矫正治疗。

　　对于孩子来说，如果经过医生的评估，其牙齿咬合不正确实影响到了美观、咀嚼和发音等情况，就要及时进行矫正；反之，如果医生不建议矫正，家长也不必过于坚持。

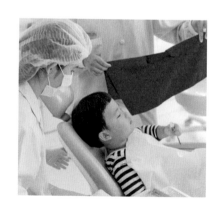

早期矫正的重要性

很多父母都担心自己的孩子牙齿长不好，不够美观和整齐，想要尽早为孩子矫正牙齿。而事实上，确实有很多情况需要进行早期干预和矫正。

• 关于早期矫正

早期矫正指的是在孩子的乳牙期和换牙期进行的牙齿、颌骨的生长管理，对不良口腔习惯的阻断或纠正，使孩子的颌骨能够正常发育，引导牙齿顺利替换，避免或减少恒牙期的矫正。

早期矫正应以孩子的适应和配合为前提，兼顾孩子的牙齿和心理健康，让孩子能够在积极的、乐观的情绪中完成治疗。

• 需要进行早期矫正的常见情形

总的来说，孩子牙齿的早期矫正主要适用于以下几种情况：

其一，孩子有不良的口腔习惯时。这些口腔习惯包括咬唇、抿嘴、顶舌、吐舌、吮指和张口呼吸等。这些不良习惯会在不同程度上导致牙齿变形，如形成龅牙、牙齿咬合困难、牙弓窄小等，应尽早纠正。

其二，孩子的乳牙过早缺失时。大多数孩子从6岁开始换牙，直至13岁左右完成。如果乳牙过早缺失，恒牙尚未萌出，那么乳牙缺失的空隙就会由于后面牙齿的倾斜移位而减少或丧失，使恒牙萌出受阻，或在异常位置萌出，最终导致牙列不齐。

其三，孩子存在"地包天"、龅牙、前牙或后牙错咬、面部肌肉不协调、颌骨发育异常、咬合紊乱等情况时，也需要及早进行干预和纠正。

牙医指出，如果孩子存在以上几种情况，只要他能够配合，即可进行矫正。

• 早期矫正的重要意义

孩子就像小树苗，在长成参天大树之前，需要园丁不断地修剪，使之笔直地成长。早期矫正就像是修剪往歪处生长的树枝一样，能帮助孩子及时去除一些阻碍生长发育的外在因素，引导孩子健康成长，这便是早期矫正的重要意义。

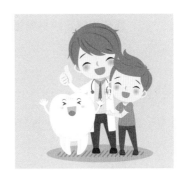

把握牙齿矫正关键期

儿童的牙齿矫正有一定的时间点，把握以下三个关键时期，给孩子一口漂亮的牙齿是每位家长都可以做到的。

- **乳牙期：促进颌面部正常发育**

在孩子的乳牙期进行的矫正属于早期矫正，一般来说，越早开始矫正，其效果越好，也越能降低牙齿在后期出现问题的概率。

乳牙期矫正的主要目的

◆促进颌面部的正常发育；

◆纠正或减轻反颌程度；

◆免除或降低孩子恒牙的矫正难度。

乳牙期矫正的主要牙齿问题

◆"地包天"（也叫作"兜齿""反颌"）；

◆乳牙过早缺失；

◆前牙或后牙错咬。

- **换牙期：纠正偏侧咀嚼、下颌后缩、恒牙问题**

在孩子换牙的时期，很容易形成一些不良习惯，牙齿出现错颌畸形的概率也会因此而大大增加。换牙期的孩子一般都已经上学了，也渐渐开始关注起自己的形象，如果自己的牙齿存在一些问题，不仅会影响牙齿的发育，还会在不同程度上影响他们的心理健康，进而影响学习和生活。所以，家长一定要重视孩子换牙期的牙齿情况，必要时及时带孩子去医院进行矫正。

换牙期矫正的主要目的

◆改善孩子的不良口腔习惯；

◆纠正或减轻孩子换牙期的牙齿问题；

◆免除或降低后期矫正难度。

换牙期矫正的主要牙齿问题

◆偏侧咀嚼；

◆下颌后缩；

◆多生牙；

◆牙齿缺失和恒牙早失。

• 恒牙期：矫正牙列不齐的最佳时期

　　孩子的乳牙换完以后，牙齿咬合基本趋于稳定，牙齿畸形也基本定型了。这一时期被认为是矫正牙列不齐的最佳时期，因为这一年龄段的孩子对牙齿矫正的接受能力比较强，面对漫长的牙齿矫正期，他们能够更好地配合医生。

　　不仅如此，这一时期的孩子牙槽骨的可塑性比前两个阶段的都强，有经验的牙医会利用其生长发育潜力来纠正轻度的骨性错颌畸形。

恒牙期矫正的主要目的

◆让孩子的牙齿变得整齐；

◆纠正或减轻恒牙牙齿问题。

恒牙期矫正的主要牙齿问题

◆牙列不齐；

◆牙齿畸形。

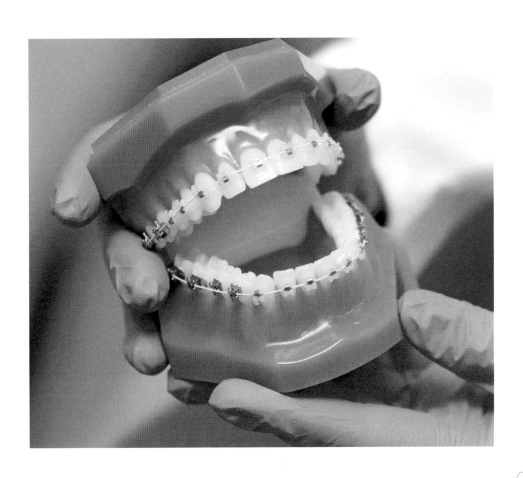

了解不做矫正的可能后果

如果孩子的牙齿严重咬合不正，确实需要矫正而没有进行矫正，可能会产生一系列不良后果，家长有必要提前了解一下。

- **影响孩子的营养与消化**

牙齿是人类消化系统中的第一关，负责切碎、研磨食物，并将其送到胃中。如果孩子的牙齿咬合不正、牙列不齐，在吃东西的时候，一方面会挑食，喜欢吃软的食物，不吃硬的食物，久而久之，可能会造成营养失衡；另一方面，牙齿无法对摄入口中的食物进行充分咀嚼，这样会在无形中增加肠胃的负担，长期下来，势必会影响消化功能。

- **影响孩子的发音**

牙齿咬合不正，可能会导致孩子讲话"漏风"，或拼命喷口水，影响孩子正常人际交往关系的建立。

- **影响孩子的牙齿健康**

牙列不齐对牙齿也有不良影响，排列拥挤的牙齿，常常因为清洁死角多而导致无法彻底有效地清洁，久而久之，就会引起蛀牙、牙周病等口腔问题。此外，异常的咬合关系容易造成某些牙齿受到不当的咬合力撞击，时间长了也会损坏牙周组织。

- **影响孩子的心理健康**

咬合不正不仅会影响孩子的生理健康，对心理健康同样有着不良影响。

据统计，孩童在学校遭受欺负、嘲笑的原因往往来自身体特征与大部分的人不同，如过于肥胖、牙齿不齐等。孩子也是爱面子的，牙齿不整齐、龅牙、门牙缺失等情况，会给他带来与众不同的外观差异，影响美观，甚至让他受到同龄人的嘲笑与排挤，使孩子产生自卑心理。如果孩子的牙齿经过矫正变得整齐又漂亮，他也会更有自信。

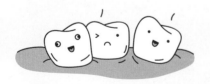 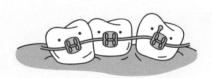

知悉牙齿矫正的后遗症

牙齿矫正技术已经经过了一百多年的临床实践，较为成熟。一般来说，正规的牙齿矫正不会影响牙齿的寿命，相反，有很多孩子在牙齿矫正的过程中还会养成良好的口腔卫生习惯，使牙齿更健康。

不过，凡事都有两面性，牙齿矫正后也可能存在一些后遗症，提前了解这些，并做好心理准备，能够避免医疗纠纷与误会。另外需要告诉广大家长的是，牙齿矫正的后遗症发生的概率并不高，不必过于担忧，更不能因此而让孩子放弃矫正。

• 牙齿松动

牙齿矫正其实就是一个通过适当的外力使得牙齿移动的过程，在移动的过程中，牙齿周围的组织也会发生不断的移位和重建，可能会造成阶段性的牙齿松动。

• 牙龈萎缩

造成牙龈萎缩的原因有很多，如刷牙时过于用力或牙刷的刷毛过硬；牙周病没有及时得到治疗，导致牙槽骨被破坏等。此外，随着人年龄的增长，牙龈也会慢慢老化、萎缩，这是正常的现象。

在矫正治疗的过程中，当牙齿向外移动过多时，可能会导致牙槽骨变得过薄，如果本身牙龈也很薄，就可能造成牙龈萎缩。

一般来说，年龄越大，牙槽骨发育越成熟，在牙齿矫正时对其造成损伤的概率便越大，因此，儿童牙齿正畸时发生牙龈萎缩的概率相对较小。

• 牙神经坏死

牙齿矫正会造成小概率的牙神经坏死情况，一旦出现这种情况，需进行根管治疗，不过这在儿童牙齿矫正上很少见。儿童牙齿的牙根尖开口较大，有充分的血液供应养分，维持活性。在矫正时，牙医会控制拉动牙齿的力量，让牙齿足以移动又不至于受到伤害，不过，偶尔还是会遇到少数牙齿特别脆弱，导致牙神经坏死的情况。

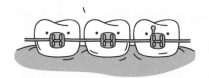
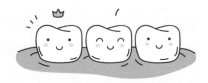

- 牙体牙髓病

如果在矫正的过程中给牙齿施加的压力过大，损坏了牙神经，还可能导致出现死髓牙的情况，这个在临床上发生的概率很小，但前提是选择正规的牙科医院和权威的牙科医生矫正牙齿。

- 牙根吸收

这种情况更容易出现在成年人牙齿正畸的过程中。矫正时，在拉动牙齿的过程中，受到挤压力的骨头会吸收；反之，腾出的空间会重新堆积新的骨头，慢慢地就会造成牙齿的移动。在这一连串复杂的吸收、重建机制中，牙齿会变短。不过，牙根吸收的量多半微乎其微，并不会对牙齿的咀嚼功能产生影响。

只有极少数的患者才会出现牙根过度吸收的情况，对于儿童来说，只要在牙齿矫正的过程中严格按照医生的要求进行口腔清洁，发生牙根吸收的概率是非常低的。在合理的正畸年龄范围内，年龄越小，发生牙根吸收的概率也越低。另外，女性比男性更容易发生牙根吸收的情况，要想知道自己的牙齿矫正后是否存在牙根吸收的情况，可以通过拍摄 X 光片进行判断。

总的来说，孩子正畸的年龄越小，发生后遗症的概率也越小。另外，家长一定要为孩子选对医院和牙医，降低发生正畸后遗症的风险。

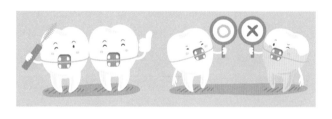

注意 有的家长可能存在这样的误区，认为牙齿矫正会让孩子形成蛀牙，其实这是片面的。

在孩子牙齿矫正期间，由于洁牙的难度增加，导致矫正器周围长期堆积牙菌斑，确实容易使人的牙齿出现蛀牙等情况，但是这并不代表牙齿矫正一定会产生蛀牙。在漫长的矫正期，只要做好牙齿的清洁与卫生保持工作，就可以有效减少牙周病包括蛀牙的发生率。这也是牙医特别强调牙齿矫正期家长要督促孩子做好牙齿清洁的原因。

牙列不齐、咬合不正的常见类型

标准的咬合位置为上排牙齿在下排牙齿的外侧，上颌比下颌略突出，有点包住下排牙齿的感觉，且牙齿排列整齐。

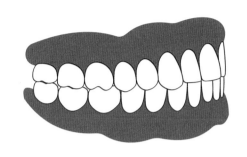

如果牙列不齐、咬合不正则为异常情况。一般来说，造成牙列不齐、咬合不正的原因主要是遗传，如上颌前突、下颌前突、先天缺牙、多生牙等。除此之外，后天环境也会造成一定的影响，如严重鼻过敏会造成口呼吸习惯，严重龋齿、乳牙过早丧失会导致恒牙萌出异常，乳牙滞留等。另外，孩子不良的口腔习惯也会造成牙齿不齐或咬合不正，如奶瓶喂养时间过长、爱吸吮手指、爱咬嘴唇、磨牙、舌头爱前顶等。

常见的牙列不齐、咬合不正有以下几种情况，如果孩子存在任何一种情况，都应请牙医判断并制定合适的正畸方案。

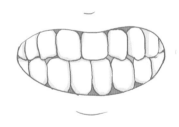

中线不齐

中线包括面部中线和牙齿中线。牙齿中线是指切牙中线，如果切牙之间存在间隙，则以面部中线作为参考。牙齿中线不齐会影响美观，是否需要矫正，应根据面部偏斜的病因来定。

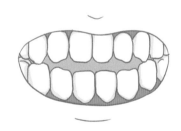

开颌

开颌多见于门牙，指上下门牙咬合的时候没有重叠，即上排门牙无法接触到下排切牙，形成缝隙或空洞。有开颌问题的牙齿不易切断食物，还会影响孩子的发音和美观，孩子可能因此失去自信。

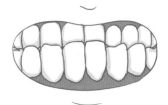

地包天

地包天俗称"兜齿""反颌"，即牙齿上下咬合时，下排牙齿盖在上排牙齿的外面。如果地包天没有在早期得以矫正，就会造成牙齿咬合关系不良，不仅会损伤牙齿，还会导致咀嚼食物的效率不高，影响孩子吸收营养。很多时候，上牙会咬伤下牙的牙肉，舌头常常也被咬到。

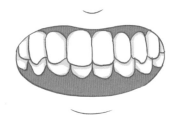

深覆颌

深覆颌是上前牙几乎完全盖住了下前牙，使牙齿不能正常运作，下面的牙齿容易咬到上面的牙龈，造成损伤，还可导致关节问题。

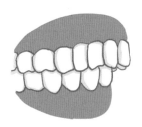

龅牙

龅牙常见于三种情况：上颌前突、下颌正常，上颌正常、下颌发育不足，上下颌同时前突。龅牙可导致上下嘴唇不易闭合、上排门牙过于突出，十分影响美观。

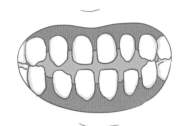

牙缝过大

牙齿缝隙过大，即牙齿过于稀疏。孩子的牙齿在上颌恒中切牙刚长出来的时候会有些缝隙，是正常情况，不用太过担心，也无须矫正介入，一般等到尖牙长出来后，会推挤切牙向中间靠拢，牙缝就会自动"关闭"了。如果切牙中间有多生牙卡住或唇系带干扰或先天缺失侧切牙，也会造成牙缝过大，应进行医疗干预。

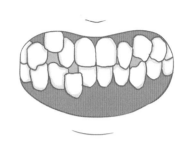
虎牙，不能随意拔除

　　虎牙是指上颌左右的两颗尖牙，因为长得特别像老虎嘴里两边的牙齿，故称"虎牙"。虎牙通常突出在外，支撑嘴唇。这是因为，尖牙的萌出时间比它的前后牙齿（侧切牙和前磨牙）都要晚，早萌出的牙齿如果有多生牙，或是上颌骨发育不足，占据了尖牙的位置，就会导致应该萌出的牙齿因为空间不足而形成虎牙。

　　有的人的虎牙长得比较可爱，不妨碍口腔功能与面部美观，一般也不会想拔除，但也有很多人虎牙长得歪斜或是过于突出，很难看，想要拔掉。那么，虎牙到底能不能拔呢？

• 虎牙的功能十分强大

　　尖牙的牙根长且粗大，长在牙槽骨中，是口腔中最牢固、寿命最长的牙齿；尖牙表面较光滑，自洁作用好，不易龋坏；尖牙的牙尖十分锐利，在撕扯肉类及穿透很硬的食物时作用十分强大；而且，尖牙位于上颌牙列的拐弯处，支撑口角，有助于保持面部的丰满度。

　　尖牙的作用如此强大，如果轻易拔除，势必会影响功能和美观，容易造成面部塌陷，使面容显得苍老。而且，尖牙是牙齿中的"老寿星"，寿命长且牢固，当我们老了以后，部分牙齿脱落，还可以用尖牙来固定假牙。

• 虎牙的矫正

　　如果虎牙的生长位置对面部美观影响明显，牙列很拥挤，一般都要通过拔牙来进行矫正，医生通常选择拔除前磨牙。如果尖牙已经龋坏，或者移动尖牙到正常的位置难度太大，也可能拔除虎牙。

龅牙，应及时矫正

龅牙是牙齿畸形中比较常见和典型的一种情形。龅牙不仅影响美观，还会给孩子带来敏感、自卑的心理阴影，影响其人际交往和身心发展。而且，由于上前牙前突，无法与下前牙咬合，下前牙容易咬到上前牙内侧的软组织，很容易引起疼痛、发炎等问题。因此，孩子有龅牙问题，一定要及时矫正。现在的矫正手段已经比较成熟，通过早期的干预和后期的治疗，通常可以达到较好的矫正效果。

不过，牙齿矫正需要一个过程，具体时间需看孩子牙齿畸形的类型以及矫正的年龄。儿童常见的龅牙畸形有牙性畸形和骨性畸形两种。

龅牙的常见类型		
	牙性畸形	骨性畸形
特点及形成原因	多半是在后天恒牙生长期形成，比如换牙期的障碍，导致牙列拥挤生长，牙齿被异常挤入或挤出，以及受一些不良的口腔习惯（如吐舌、舌顶牙、咬唇等）、呼吸道阻塞疾病的影响等	由于遗传或环境因素所致上下颌骨形态异常（牙槽骨突出或颌骨畸形），也可由牙性、功能性畸形长期发展而来，是龅牙较为严重的一种类型
症状表现	前牙深覆盖，上下切牙倾斜度异常，看似是龅牙的外形，其实只是牙齿的前突	上下前牙唇倾，常伴拥挤不齐，前牙深覆盖；开唇露齿，自然状态下双唇不能闭拢，微笑时牙龈外露过多；常常伴有下颌后缩，强迫闭口时，下唇下方与颏部之间有明显的软组织隆起
矫正要点	可以通过单纯的牙齿矫正治疗解决牙列拥挤的情况	牙齿矫正器对于骨性龅牙的矫正效果不是很理想，通常采用外科正牙手术进行矫正

临床还有一种类型为功能性龅牙，不多见。功能性龅牙为后天获得，是由于异常的神经肌肉反射使下颌后移而形成安氏 2 类错颌。咬合干扰和早接触是诱发功能性前牙深覆盖的主要原因。功能性龅牙也称为假性龅牙，但如不及时矫正也可能会发展成为真性龅牙。

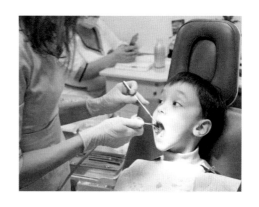

一般来说，孩子乳牙期有轻度牙齿不齐可定期观察，不必急于矫正。如果有骨骼发育异常，应立即治疗。乳牙替换完毕后，是用矫正器矫正龅牙的较好时机，一般疗程较短，矫正效果也较为理想。

地包天，早期矫正很重要

地包天形成的原因很复杂，如先天性唇腭裂可影响到颌骨和牙齿的发育，造成牙齿反颌；后天垂体功能亢进、佝偻病等也可能造成地包天；乳牙过早缺失，可能引起孩子下巴前伸咬合，造成地包天。

• 地包天的危害

地包天会影响上下颌骨的发育，最终影响面部形态。由于受到下颌牙齿的阻挡，上颌骨的向前发育趋势受到限制，表现为面中部凹陷；而且，下颌骨没有上颌牙齿的阻挡易过度向前发育，表现为面下部突出。如果没有得到及时矫正，很容易形成凹形脸，即上颌瘪进去、下巴突出来。

• 地包天的矫正

那么，地包天何时矫正好？又该如何矫正呢？由于孩子正处于生长发育期，其发育倾向和最终结果无法精确预测，因而对地包天的矫正通常也较为复杂。有的孩子从乳牙期开始治疗，一直持续到恒牙期，中间可能还会出现反复，甚至在成人期要接受手术治疗。地包天矫正的不稳定性、长期性和复杂性，使得其诊断和治疗具有较大的挑战性。

地包天需要早期矫正。虽然治疗结果不可预测，但早期干预会大大减小矫正的难度。年龄越大，面部颌骨发育越完全，矫正难度就越大。

◆乳牙地包天，一般在 3 ～ 5 岁进行矫正。由于儿童地包天早期容易被发现，而且会影响到上下颌骨的发育，所以，是可以做到提早干预的。儿科牙医建议，孩子在出牙期就要养成定期检查牙齿的习惯，及时修复龋齿、矫正喂养姿势等。

◆如果错过了乳牙期的矫正，换牙期也可以进行矫正。在换牙阶段如果发现孩子有咬唇、伸舌、前伸下颌等不良习惯，以及面形异常和牙齿排列异常等情况，应及时到医院找正畸专业医师检查，明确治疗方案。有些地包天可以通过简单的活动矫正器加以纠正，但也有一些严重的地包天比较复杂，需要生长检测和干预，直到孩子成年。

◆乳牙地包天不一定会伴随恒牙，但恒牙反颌的概率会明显增加。如果乳牙期没有得到纠正，替换后的恒牙仍存在反颌情况，8 ～ 10 岁时就必须进行干预，否则，上下颌骨会出现发育的不协调，给矫正带来困难，甚至失去矫正时机。

"瓜子牙"，及时修补是关键

"瓜子牙"在临床上也比较常见，尤其多见于那些爱吃瓜子、核桃等坚果类食品，或是爱用牙齿咬东西的孩子身上。牙齿虽然很坚固，但同时也很脆弱，特别是在牙齿发育期，长期嗑"硬物"，容易造成牙齿边沿部位的缺损。很多人不注意，总是习惯在一个地方嗑，时间长了，牙齿上就会形成一个小凹槽，俗称"瓜子牙"。

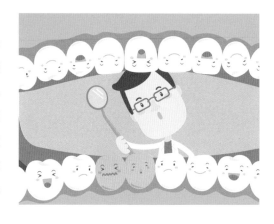

一般来说，缺损较小的"瓜子牙"给患者带来的影响不大，主要就是不美观。如果牙齿上的豁口较大，不仅会影响美观，还会对牙齿健康造成不利影响。豁口变深，磨损到牙本质，孩子在咬硬物、喝过冷或过热的饮料、吃酸性食物的时候，就会出现酸痛的症状，即牙本质过敏症。如果不及时治疗，牙面就会逐渐出现折裂纹，甚至出现切角缺损。有的牙齿过度磨损，一旦牙髓暴露，就会出现牙髓病和根尖周病。所以，孩子出现"瓜子牙"一定要及早治疗，即使是很小的缺损也要及时修补，同时让孩子及时纠正不良习惯。

"瓜子牙"的修补有两种，一种是利用复合树脂填补，一种是利用薄瓷贴片作为人工牙釉质。建议去专业的儿科口腔医院进行检查，再选择适合的修补方式。

智齿的去留，听医生的

智齿是口腔中牙槽骨最里面的第三颗磨牙，一般在孩子 17 ~ 25 岁萌出。人的智齿通常有 4 颗，上下左右对称，但也有的人智齿萌出不足 4 颗，甚至没有智齿。智齿虽然被称作"智齿"，但是它跟人的智力和记忆力是没有关系的。那么，智齿到底需不需要拔除呢？

一般来说，如果智齿能够正常地萌出，同时建立健康的咬合关系，也不影响到其他牙齿，是不用拔除的，但如果出现以下几种情况，建议带孩子去正规医院拔除智齿。

未完全萌出	智齿如果没有完全萌出，其后侧的牙龈覆盖部分容易积聚食物、滋生细菌，造成发炎，牙痛难忍。
萌出位置不对	大多数智齿未完全萌出，向前顶在第二磨牙上，牙冠中间容易嵌塞食物，长期如此容易导致第二磨牙发生龋坏，甚至造成更严重的后果。
萌出角度不对	如果智齿萌出方向大致正常，但与第二磨牙的接触点不正常，也易嵌塞食物，导致第二磨牙龋坏。
龋坏	如果智齿龋坏，且是邻面龋，或是龋坏比较深，建议拔除。
有炎症	如果智齿有炎症，而且反复难愈，也应考虑拔除。
无对牙	即智齿对面没有相抗衡的智齿来对咬，容易导致智齿过度萌出、伸长，影响正常咬合。
正畸需求	为了保证正畸治疗的效果，有时候需要拔除智齿。

智齿拔除后，应遵医嘱进行术后护理。比如，要轻轻咬住医生放在伤口上的消毒棉球，坚持半小时后吐掉；拔牙后 24 小时内不能漱口、刷牙；拔牙 2 小时后可以食用一些温凉的流食；拔牙后一周内不要吃刺激性食物；平时不要用舌头舔舐伤口或用力吸吮伤口；注意休息，不参加剧烈的活动。这些术后护理措施同样适用于其他牙齿的拔除。

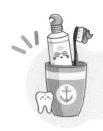

二、制订孩子牙齿矫正计划

前文我们提到过，一口参差不齐的牙齿会给孩子带来诸多不利影响。作为家长，要想让孩子拥有一口好牙，必要时需进行牙齿矫正。具体的治疗事宜归纳为以下几点，家长可以提前了解一下。

到正规口腔医院咨询、检查

牙齿矫正不是"脑袋一热"就轻易决定的事情，尤其是对于孩子来说，是否可以进行牙齿矫正、选择哪种矫正器、矫正时间有多长等一系列问题都需要提前向医生咨询清楚。

◆首先，牙医会对患者进行初步的内口检查，向家长询问矫正诉求以及初步的治疗计划。

◆之后，牙医会对患者进行更为详细、具体的矫正资料搜集，依据相关资料进行治疗计划评估。

◆有些牙医在搜集完患者的全部资料后，会再商讨详细的治疗方案。这主要与牙医的个人习惯有关。

矫正前的咨询，可以让牙医对孩子和家长有进一步的了解，家长也能更清楚孩子的口腔情况。此外，矫正方式、矫正时间、治疗费用、治疗效果等问题，家长也要记得提前向医生咨询。

矫正前先治牙病，确保牙齿健康

当确定了矫正意向之后，如果孩子存在一些口腔疾病，例如龋齿、牙龈炎等，需要先将牙病治疗好，才可以开始真正的牙齿矫正。之所以这样做，是因为大部分牙齿矫正都需要较为漫长的时间，在此期间口腔环境会发生一定的变化，口腔清洁的难度也会增加，如果本就有牙病，不及时治疗很容易在矫正期引发感染，增加治疗难度。只有在矫正之前将口腔调整到健康状态，才能降低矫正期间口腔问题出现的概率，并保证矫正的效果。

听取医生建议，制订矫正计划

不管是对于成人还是对于儿童来说，牙齿矫正都是一项"大工程"，在漫长的矫正期内，饮食习惯、口腔清洁等都会受到影响，所以医生与患者及家属之间要充分讨论，才能制订出合理的矫正计划。

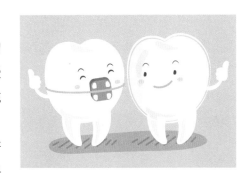

由于孩子年龄较小，多半是家长与牙医进行沟通，家长可以将为什么要帮孩子进行牙齿矫正、想要改善哪里以及一些疑问向牙医主动提出，之后牙医会根据孩子的实际情况制订出与之相适应的矫正方案，有时会有几个方案，各有优缺点，需要进一步商讨才能确定。

由于家长缺乏口腔知识或受到一些错误观点的影响，可能会提出一些不合理的要求，此时就要多听取医生的建议。

举例来说，对于做全口矫正还是局部矫正，有些家长认为，孩子只是上排牙齿有些排列不齐，所以只做上排牙齿矫正就可以了，治疗时间短，花费低，孩子还不用太"受罪"。但是上下排牙齿关系紧密，又相互影响，如果按照家长的要求，往往会造成对咬的牙齿无法配合矫正过的牙齿位置，而形成上不上、下不下的情况，所以牙医会建议做全口矫正，这也是为了孩子的口腔健康考虑，家长不要过于偏执。

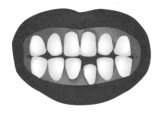 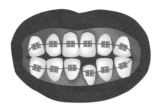 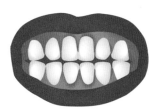

> **注意** 有些家长认为牙齿矫正可以解决所有的口腔问题，这种看法是错误的。牙齿矫正主要是将牙齿在现有的上下颌牙槽骨内调整位置，使之排列得更整齐、美观，矫正咬合不正的问题。有少数较为严重的牙齿发育异常是不能通过牙齿矫正解决的，必须经过手术。

佩戴矫正器，并定期复诊

牙齿矫正是一个循序渐进的过程，经过一番沟通、检查，确定治疗方案，并佩戴上矫正器后，家长还需要带孩子定期去医院复诊，因为在整个牙齿矫正期间，矫正器对牙齿及骨骼等组织进行缓慢移动的过程中，施加在牙齿上的力度也会逐渐减弱。定期复诊时，牙医会根据孩子牙齿当前矫正的情况适度调整，从而保证牙齿变得更整齐，这是保证矫正效果的重要途径。

当孩子佩戴上矫正器后，牙医通常都会为他准备一个病历本，上面记录有矫正方案，包括不同时期的调整方案、复诊时间等。其中，复诊时间是牙医根据正畸加力后组织改建的规律和周期性计算好的，按时复诊可以保证组织改建的周期性不被打断，以此完成牙齿持续稳定地移动。如果长期不复诊，可能会造成牙齿移位、治疗效果不佳、治疗时间延长等情况。因此，家长务必要保存好孩子的病历本，并带孩子定期复诊。

通常情况下，戴上矫正器后每3～5周要复诊一次，家长可以和牙医提前约定好时间，尽量不要拖延或者提前。

◆提前复诊，正畸加力时间间隔短，常常会导致牙周组织因频繁地加力而出现损伤。

◆延迟复诊，正畸加力间隔时间较长，不能及时调整力度，牙齿受力间断，组织改建的周期延长，会使牙齿矫正的疗程延长，甚至可能会影响矫正效果。

当然，在牙齿矫正的过程中，难免会因为某些原因而导致托槽脱落、损坏等问题，一旦出现此类问题，家长务必要带孩子及时就医、及时处理，以减少突发情况所带来的不良影响。

以上复诊情况仅适用于佩戴金属材质矫正器的孩子，如果孩子佩戴的是透明矫正器，一般每天需要佩戴20～22小时。在保证每天佩戴时间充足的情况下，如果矫正器没有发生变形或者破损，那么每8～10周复诊一次即可。

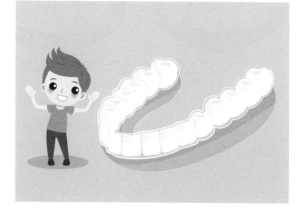

完成矫正后需坚持佩戴保持器

矫正疗程结束以后，需要坚持佩戴保持器，以固定牙齿，使矫正效果更好。关于保持器，你了解多少？

• **为什么要佩戴保持器？**

矫正器拆除以后，由于牙周韧带尚不稳定，牙齿还是有可能出现移位，因此，需要佩戴保持器来固定牙齿，巩固矫正的效果。

• **保持器要戴多久？**

医生建议，刚拆除矫正器的前半年，除了吃饭和刷牙时摘下来外，全天佩戴保持器。半年以后，待牙齿的位置相对稳定以后，只需要在睡觉时佩戴即可。

保持器在原则上应永久佩戴，这样矫正的效果才会更好，如果做不到，至少也应该佩戴 3 年，并经医生评估后，再决定是否继续佩戴。对于儿童、青少年来说，应至少佩戴到成年为止。

• **保持器的选择**

保持器分为两种，一种是固定式保持器，一种是活动式保持器，这两种保持器各有优劣。

保持器种类	使用方法	优点	缺点
固定式保持器	由医生帮忙佩戴，直接粘在牙齿舌侧，不可自行拆除	◆不需要患者合作就能达到效果 ◆安装于舌侧，外观上看不出，较为美观	◆不易清洁，易形成牙结石和色素沉淀，需要特殊工具清洁 ◆需定期复诊、洗牙 ◆若有一两颗保持器松脱，不易发现，牙齿仍有移位风险
活动式保持器	睡觉时自行佩戴，持续越久越好	◆可自行佩戴 ◆方便使用牙线，便于保持口腔卫生	◆容易遗失 ◆如果太久没戴会发生戴不上的情形，需要另外请医生重新制作

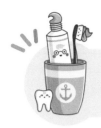

三、矫正期的护牙注意

牙齿矫正期间，家长和孩子要特别注意对牙齿的保护，无论是饮食方面还是牙齿清洁工作都要做到位，给牙齿更好的呵护。

矫正期间的饮食注意

在牙齿矫正时，特别是刚戴上矫正器的时候，牙龈难免会不舒服、不适应，在咀嚼食物时会感觉口腔有异物，而且牙齿会酸软、浮动，这时候，饮食要特别注意。

- 牙齿矫正初期，多吃软、流质食物

戴上矫正器的第一周，以及每次矫正调整后的前两三天，是不适感最为明显的时期，在这一时期，家长应让孩子多吃软的、流质的食物，如软面包、稀饭、软面条、牛奶、蔬果汁等，这些食物容易咀嚼，不会给牙齿增加额外的负担。

   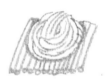

另外，有的孩子刚戴上矫正器时，由于口腔黏膜不适应，可能会发生溃疡破皮，影响进食，这个时候，家长可以将软蜡（采用精炼的微晶蜡辅以优质添加剂精制而成，具有良好的柔软性、黏合性及抗水性）放置在矫正器上，减轻刺激，一般一周内这种破皮就会愈合，不必过于担心。

- 整个矫正期间，保证营养均衡

有的家长在孩子做牙齿矫正期间，只给孩子吃特定的食物，如果冻、布丁等，认为这样能减少孩子咀嚼的不适感，更有甚者，每餐都给孩子吃不用咀嚼的食物，其实这样做并不好。长此以往，会造成孩子营养不均衡，反而对健康不利。

事实上，软嫩的食物如豆腐、蒸蛋、豆浆、牛奶等孩子都可以吃，至于较硬的食物，可以先切成小块，再让孩子慢慢咀嚼。

- 让牙齿远离不健康的食物

　　酸性食物、甜食、硬黏的食物，以及太热或太冷的食物，都对牙齿的健康不利，应让孩子少吃或不吃。

矫正期间做好牙齿清洁

　　在矫正期间由于口腔内多了矫正器，所以牙齿的清洁会变得比之前更为困难。不过，这并不代表可以疏忽或省略。相反，家长一定要协助孩子，在牙齿清洁上多下工夫，以防引发牙龈发炎、蛀牙等问题。

矫正期洁牙工具大集合

　　以下介绍的这些工具，能较为方便地帮助矫正牙齿的孩子清理牙齿的各个表面，尤其是清理牙套上、牙套周围、牙齿表面附着的污垢。

工具 1：正畸牙刷

　　矫正专用牙刷。这种牙刷中间一排的刷毛较短，形成一个凹槽，刚好能刷在矫正器的位置上。

工具 2：单束刷

　　即刷毛集中成一束的牙刷，这种牙刷的体积较小，能轻易刷到其他牙刷不能清洁的死角。

工具 3：牙间刷

　　有 I 型和 L 型两种，刷毛小、体积小，可以在各种角度下灵活操作，清洁牙缝和矫正器。

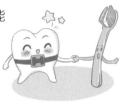

工具 4：牙线架

　　其原理与缝针、缝线的原理类似，可以协助牙线穿过牙缝，清洁牙缝中的牙菌斑等。

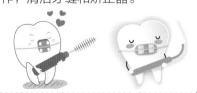

牙套宝宝的刷牙指南

儿童戴上牙齿矫正牙套后，口腔卫生的清洁可能会比较麻烦，在戴牙套期间如何刷牙，就成了很多家长关心的问题。其实，矫正期间，除了基本的刷牙之外，还要加强矫正器周围的清洁，牙缝处需要使用牙线。

牙套宝宝的刷牙小贴士

刷牙时间：早上起床后、晚上睡觉前、每餐饭后。

刷牙时长：5 分钟左右。

刷牙力度：大小适中。

刷牙工具：正畸牙刷，搭配牙间刷。

• 牙套宝宝的刷牙步骤详解

牙套宝宝不要怕，跟我们一起来刷牙，掌握以下 6 个步骤的刷牙技巧，相信你一定可以把牙齿刷得洁白又闪亮！

Step1	Step2	Step3
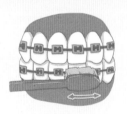	将牙刷转成 45°角由上往下，放在矫正器与牙齿之间微微振动，清洁矫正器和牙面间的死角。接着反过来，由下往上，同样刷牙齿和矫正器之间的位置。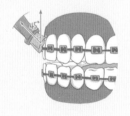	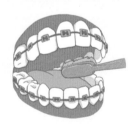
先刷外侧面，用牙刷左右来回地刷矫正器，可先将牙刷平行压在矫正线上刷，再 45°角由上往下刷，最后反过来由下往上刷。		让刷毛与牙齿的咬合面呈垂直的状态，来回刷咬合面。

Step4

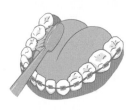

使刷毛与牙齿呈45～60°角，来回水平刷后侧牙齿的内侧。再将刷头打直，垂直刷前牙的内侧。

Step5

将牙间刷放在矫正线下方与矫正器的交界处，上下来回移动，清洁矫正器与牙齿的交界部位。如果牙缝较大，顺便清洁牙缝。

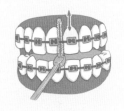

Step6

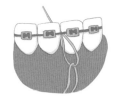

将一段牙线穿过牙线架的洞，接着将牙线架穿过矫正线的下方，即可将牙线带入牙缝中，进行清洁。

注意 牙套宝宝刷牙变得比之前更有难度了，可能会没有耐心，这时候家长要充分发挥自己的监督作用，给孩子讲解牙齿清洁的重要性，引导和督促他每天认真刷牙。另外，因为需要清洁边缘锐利的矫正装置，牙套宝宝牙刷的耗损速度往往比一般人快，所以要时刻关注牙刷的状态，一旦发现刷毛岔开后，要及时更换。

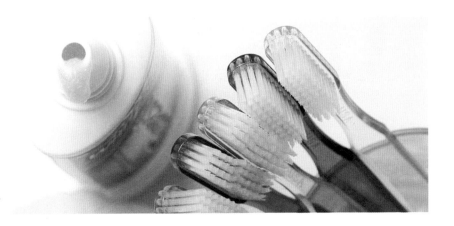

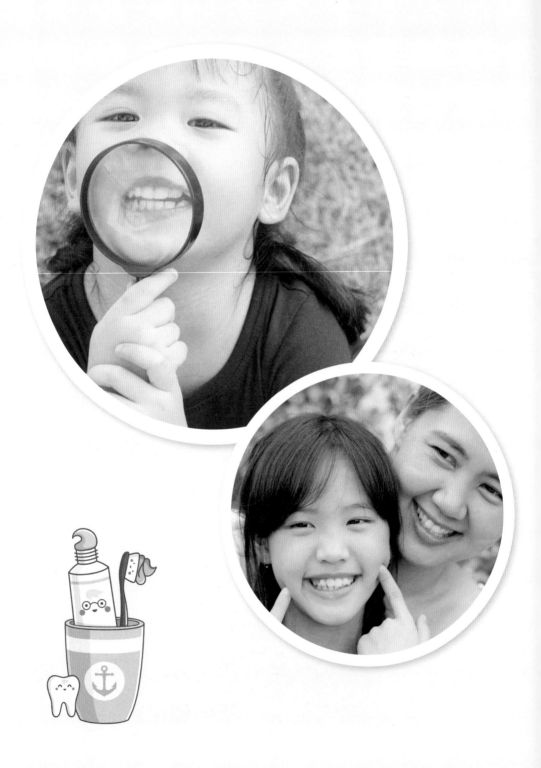

Part 5

牙病大作战，
让孩子拥有一口健康美齿

俗话说，"牙疼不是病，疼起来要人命"。其实，牙齿疾病和人身体其他部位的疾病一样，重在预防。本章主要介绍了儿童常见的两大牙齿问题——龋病与牙外伤，让孩子拥有一口健康美齿，就从牙病大作战开始吧！

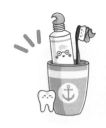

一、儿童常见牙病——龋病

龋病是指牙齿在机体内外环境因素的影响下，逐渐发生组织软化和有机溶解，使牙齿组织遭到破坏、缺损的疾病。儿童容易发生龋病，尤其是乳牙龋病的发病率更高，给儿童的身心健康造成极大的影响。儿童龋病应从小开始预防。

"虫牙"真是虫蛀的吗？

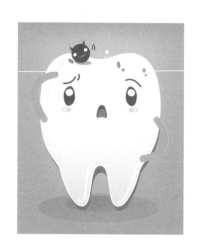

很多人小时候可能都会被家长这样教育：再吃糖，牙齿就要长虫子了。这其实就是在说蛀牙，也就是龋齿。但牙齿之所以被蛀，并不是因为虫子。虫子只是家长为了阻止孩子吃糖吓孩子而已。

龋齿的形成主要有四大因素：牙面上驻扎的细菌、每日进食的食物、牙齿本身的结构以及食物存留在牙齿表面的时间。这四大因素综合作用，即牙齿表面上的细菌分解食物产生酸，长时间作用下腐蚀牙齿，从而产生龋病。

• 罪魁祸首——致龋菌

现代医学证实，人体口腔存在的某些细菌，如变形链球菌、乳酸杆菌等，容易驻扎在牙齿表面，具有产酸耐酸的特性，称之为致龋菌。致龋菌会在牙齿表面形成一层膜，也就是牙菌斑。在牙菌斑的包裹下，致龋菌将牙齿上的食物分解、发酵产酸，酸作用于牙齿，使牙齿中的无机物（钙、磷等）脱矿，牙体硬组织变软，牙齿逐渐崩解形成龋洞，也就是蛀牙。

• 饮食因素

儿童饮食营养结构会影响到龋病的发生概率。与龋相关的营养元素主要有两类，易致龋的与抗龋的。一般来说，糖容易致龋，尤其是蔗糖、葡萄糖、乳糖、果糖、麦芽糖等。另外，"给糖"的时间、方式和频率，以及糖在牙齿表面停留的时间都会影响到糖的致龋力；而钙、磷、氟等矿物质则具有一定的抗龋作用。给孩子的饮食应注意在均衡营养的基础上"趋利避害"。

- **牙齿本身的结构**

　　牙齿完整光滑的外形、高度矿化的表面结构、整齐的排列，以及口腔唾液的分泌，本身就具有一定的抗龋力。但牙齿发育期间若受到遗传因素、疾病因素或营养因素等的影响，其抗龋力就会受到一定的制约，间接影响龋病的发生。另外，牙齿表面有许多为了切碎、研磨食物而存在的尖、沟，这些部位容易嵌塞食物，增加患龋病的概率。

- **时间因素**

　　含糖食物在牙齿上附着的时间越长，就越容易引起龋齿。一些儿童喜欢睡觉前喝奶、吃糖果或饼干，而且不漱口，这种情况极易形成龋齿。

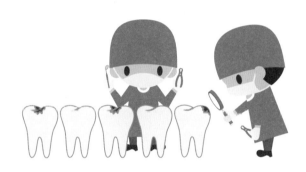

龋病对儿童的危害

　　龋病对儿童的危害超过成人，这种危害既影响局部也影响全身，特别是乳牙龋及其继发病变造成的后果，有时比恒牙龋更为广泛和严重。

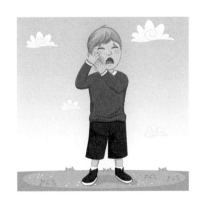

　　◆牙齿因龋蚀致牙体缺损，尤其在涉及磨牙时，咀嚼功能明显降低。一侧磨牙患龋后咀嚼力下降，患儿通常会用健康的一侧咀嚼，且由于牙体组织崩解形成的龋洞容易导致食物残渣滞留、嵌塞，不易清洁，加重龋坏发展。

　　◆若出现咀嚼痛，患儿更不愿用患侧咀嚼，容易导致偏侧咀嚼等不良口腔习惯，长时间偏侧咀嚼可导致面部发育不对称。

　　◆乳牙的龋蚀、牙体的崩坏，使食物残渣、软垢等易积蓄在口腔内，口腔卫生恶化，易导致新萌出的恒牙发生龋蚀，尤其对与龋患牙相邻的恒牙影响较大。

◆乳牙因龋蚀严重而过早脱落或不得不被拔除时，邻牙会向缺隙处移位，牙弓长度开始减小，可引起日后恒牙列的拥挤与牙列不齐。

◆从全身影响来看，牙齿龋坏，咀嚼功能降低，可能会造成儿童偏食、食欲缺乏等，影响营养摄入。儿童正处于生长发育的旺盛时期，因此可能影响其颌面部和全身的生长发育，身体的抵抗力也可能降低。

◆龋病可发展为牙髓炎、根尖周围炎、牙源性囊肿或间隙感染等，还可以成为慢性病灶，引起身体其他组织器官的病变，如眼病、肾炎和风湿病等。

乳牙特别容易龋坏

相比于恒牙来说，乳牙更容易龋坏，这与乳牙特殊的生理结构、儿童的饮食结构、喂养方式和牙齿保健习惯都是分不开的。

乳牙自身的缺陷	乳牙表面的矿化程度要比恒牙低，牙釉质也比恒牙更薄，因而更容易遭到龋坏，且龋坏进展速度更快。
喂夜奶	很多乳牙龋坏严重的孩子都有睡前喝奶、喝夜奶、边喝奶边睡等习惯，再加上牙齿清洁不够，很容易发生龋坏。
饮食不当	低龄儿童的饮食多为软质食物，黏稠性强，含糖量高，易发酵产酸。而且，孩子多喜欢吃零食，特别喜欢吃糖，甚至有的还会嘴里含着糖睡觉。
营养不好	儿童营养状况不好，如患营养不良、维生素D缺乏性佝偻病以及各种慢性病等，也可能影响牙齿健康状况。
口腔自洁能力差	低龄儿童睡眠时间长，口腔处于静止状态，唾液分泌减少，自洁作用差，有利于细菌繁殖，增加患龋机会。
清洁不够	低龄儿童不会漱口，不会刷牙，再加上家长的监管力度不够，很容易导致食物残渣滞留在口、齿缝及牙齿沟裂中，滋生牙菌斑。
谈氟色变	很多家长担心含氟牙膏会导致幼儿氟中毒，因而不给孩子用。根据美国牙科学会2014年的最新指南，只要有牙就可以使用含氟牙膏刷牙。3岁以内的幼儿每次使用米粒大小的含氟牙膏是安全的范围。

乳牙龋病的特点及类型

乳牙龋病具有发病早、患龋率高、龋蚀发展速度快的特点，好发部位因年龄不同而略有差异。

- **乳牙龋蚀的特点**

◆患龋率高、发病早，乳牙萌出不久即可患龋。

◆龋齿多发，龋蚀范围广，同一口腔内多个牙可同时患龋，同一颗牙齿可以多个面患龋。

◆龋蚀发展速度快，且自觉症状不明显。龋蚀短时间内易转变为牙髓炎、根尖炎、残根、残冠。

◆龋蚀可促使乳牙修复性牙本质的形成活跃，此防御功能有利于龋病的防治。

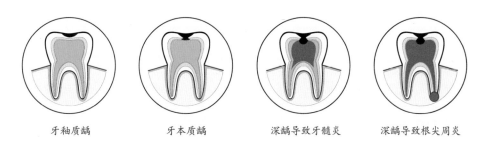

| 牙釉质龋 | 牙本质龋 | 深龋导致牙髓炎 | 深龋导致根尖周炎 |

- **好发牙位**

乳牙龋病通常好发于上颌乳切牙、下颌乳磨牙，其次是上颌乳磨牙、上颌乳尖牙，下颌乳尖牙和下颌乳切牙较少见。

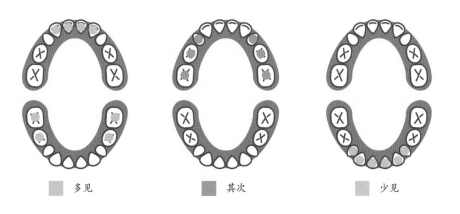

■ 多见　　　■ 其次　　　■ 少见

- **好发牙面**

儿童龋病较易发生在前牙的牙面、磨牙与尖牙的窝沟以及相邻牙齿的接触面。而且不同年龄的孩子，龋病好发部位也不同。一般，1～2岁的幼儿主要发生于上颌乳前牙的唇面和邻面；3～4岁的儿童多发于乳磨牙的窝沟处；4～5岁的儿童好发于乳磨牙的邻面。儿童发生在牙颈部的龋较少，在严重营养不良或某些全身性疾病使体质极度虚弱时可见到。

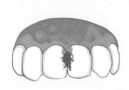
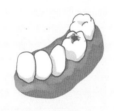
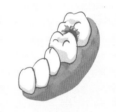

多见于1～2岁的幼儿　　3～4岁儿童多发窝沟龋　　4～5岁儿童多发邻面龋

- **龋病的类型**

根据龋坏深度，可将龋齿分为浅、中、深三类，这也是临床应用较为广泛和实用的分类方法。

浅龋	一般龋蚀局限于釉质（牙冠部）或牙骨质，早期亦称初龋，仅有变色，在牙冠平滑面呈白垩或黄褐色斑块（称龋斑），窝沟则呈墨浸状改变。后期出现微小缺损。浅龋一般无症状，对外界刺激也无明显反应。
中度龋	龋坏侵入牙本质浅层，一般已成龋洞。可有冷、热、酸、甜激发痛和探痛。冷刺激尤其明显，但在去除刺激源后可立即消失。
深龋	龋坏侵入牙本质深层，有明显龋洞，但未穿髓，一般有探痛和激发痛，无自发痛。

- **乳牙龋病的特殊类型**

乳牙龋病在临床上有一些特殊的类型，如奶瓶龋、环状龋、猖獗性龋。

奶瓶龋	在前文已经有过详述，好发于上颌乳切牙唇面。奶瓶瓶塞贴附于此处，奶瓶内易产酸发酵的饮料长时间作用于此牙面，使得处于萌出中或萌出不久的牙齿非常容易受酸而脱矿。
环状龋	即乳前牙唇面、邻面龋较快发展成围绕牙冠的广泛性的环形龋，呈卷脱状，多见于冠中 1/3 至颈 1/3 处。体弱多病、情绪紧张、传染性疾病后体质下降、全身系统疾病、喜食甜食等是环状龋的常见病因。
猖獗性龋	为突发大范围快速的龋蚀，且常累及临床上不易发龋病的牙位，表现为同一个体的大多数乳牙甚至全部乳牙在短时期内同时患龋，且在同一牙齿上亦有多个牙面患龋，牙冠很快被破坏，甚至成为残冠和残根，危害较大。

"六龄牙"也容易龋坏

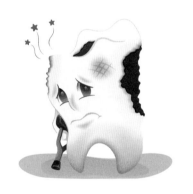

前文中我们已经详细介绍过了"六龄牙"，即第一恒磨牙，在孩子两颗乳磨牙的后方萌出。其实，"六龄牙"也很容易龋坏。

"六龄牙"和乳磨牙很像，但比乳磨牙更大，牙齿表面和侧面的窝沟裂隙也更深。这些窝沟裂隙很容易储藏食物残渣，而且不易清除掉，细菌也容易藏在这些角落里。大多数孩子在 6 岁左右开始萌出"六龄牙"，这一年龄段的孩子很多都有乳牙龋坏的情况，口腔环境本就糟糕，再加上尚未熟练掌握刷牙方法，有的甚至还未养成刷牙习惯，口腔中的细菌侵入、繁殖，就会导致"六龄牙"龋坏。

牙面上的窝沟易龋坏

牙齿的牙冠表面通常是凹凸不平的，牙齿的凹陷处称为窝沟。窝沟裂隙容易藏匿食物残渣和细菌，而牙刷的刷毛难以深入到这些窝沟里进行清洁。深处的窝沟由于得不到清理，为细菌提供了生长繁殖的生态环境，细菌代谢产酸，侵蚀窝沟底及壁部，久之造成釉质脱矿，形成窝沟龋。

所以，我们经常会看到，很多孩子的磨牙蛀牙在早期大多没有明显的龋洞，仅在咬合面有黑线或发黑，而且无法清除，但其实已经开始龋坏了。

儿童龋病的治疗

龋病是牙齿硬组织逐渐被破坏的一种疾病。发病初始在牙冠，如不及时治疗，病变继续发展，破坏牙冠表面，就会形成龋洞。未经治疗的龋洞是不会自行愈合的，其发展可至牙冠完全被破坏，仅残留牙根，最终导致牙齿丧失。因此，儿童龋病一定要及时治疗。

- **治疗原则**

乳牙龋病与年轻恒牙龋病的治疗方法大致相同。儿童口腔临床治疗乳牙龋病时，应尽可能地终止龋蚀的发展，保护牙髓的正常活力，避免因龋而引起的并发症，恢复乳牙的外形和患儿的咀嚼功能，维持牙列完整，使乳牙能正常被替换。

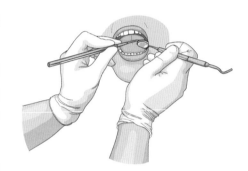

年轻恒牙的牙体硬组织硬度比成熟恒牙差，弹性、抗压力等较低，牙本质小管粗大，牙髓腔又邻近牙齿表面，牙髓易受到外界刺激，在修复时一定要减少对牙体组织的损伤，并注意保护好牙髓，材料、药物都要选用对牙髓刺激小的。

- **治疗方法**

儿童龋齿有涂药治疗和充填治疗两种方法。

涂药治疗适用于龋蚀面广泛的浅龋或剥脱状的环状龋。药物处理并不能恢复牙体外形，仅起抑制龋蚀进展的作用。小儿常用药物是2%的氟化钠溶液，8%的氟化亚锡溶液，4%的氟磷酸盐溶液或凝胶等。操作时先修正外形，再清洁、干燥牙面，然后涂药，涂完药后30分钟内不宜漱口与饮食，每半年涂一次。

充填治疗是治疗儿童龋齿的主要方法，即将龋坏组织去除净，制备洞形，清洗、消毒以后，用牙科材料充填，恢复牙体外形，防止龋坏继续发展。浅龋充填效果最好，中龋次之，深龋尽量去除深部的龋坏组织后进行护髓、垫底、充填。如果深龋去龋坏组织时已暴露牙髓，且刺激痛症状明显，需要先做牙髓治疗再充填。常用的充填材料有复合树脂、银汞合金等。乳牙因要替换，有时也可以用玻璃离子水门汀类填补（暂时性充填材料）。

当儿童龋齿仅发生在牙釉质、牙本质时，一般只需进行简单充填就可以了。但是当龋蚀发展到牙髓腔形成了牙髓炎或根尖周炎的时候，就要进行根管治疗了。更严重的，龋坏炎症导致牙根吸收或髓底吸收的时候，这时就要考虑拔除了。

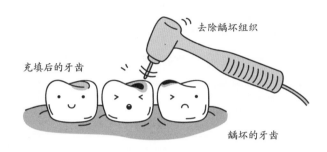

充填后的牙齿　去除龋坏组织　龋坏的牙齿

龋病疼痛难忍的处理措施

俗话说"牙疼不是病，疼起来就要命"，孩子牙疼也是如此。当儿童龋齿疼痛的时候，家长要避免给孩子进食一些刺激性的食物，去除食物对牙齿的刺激。比如过冷、过热、过酸、过甜、过辣的食物，有刺激味道的食物也不宜食用。当去除刺激还无法缓解的时候，及时带孩子就医。这期间，如果孩子疼痛难忍，有一些小方法可以帮助缓解。

冰敷	将冰块用塑料袋包起来，外面再裹上一层棉布，敷在孩子牙痛的区域，可以起到麻痹神经、减轻疼痛的作用。
涂抹大蒜	大蒜具有抗生素特性，有助于降低细菌对身体的影响速度，减轻牙痛。粉碎 3 ~ 4 瓣大蒜，或是使用大蒜粉，涂在疼痛的牙齿上即可。
用盐水漱口	准备一杯水（约250毫升），加入1匙盐（约4克），混匀后让孩子漱口。盐水可以减少神经的肿胀，帮助减轻疼痛。
涂抹丁香油	丁香有抗炎、抗菌和麻醉的特性，有助于减轻牙痛。可将棉球浸在丁香油中，再取出敷于疼痛区域。
使用苹果醋	将棉球浸在苹果醋中，然后放在孩子口中疼痛的区域，数分钟后就能舒缓牙齿的疼痛和不适。
按压虎口	帮助孩子按压虎口，也可以减轻牙疼。

儿童龋病，重在预防

家长要重视儿童龋齿，尤其是乳牙龋齿，并且以预防为主。

• 早晚刷牙，饭后漱口

刷牙能有效去除牙菌斑、软垢和食物残渣，饭后漱口也可以去除口腔内的食物残渣，保持口腔清洁。家长应帮助和监督孩子刷牙，早晚各 1 次，尤其是晚上睡前刷牙非常重要。睡前刷过牙后，就不要再吃东西。刷牙宜选用适合儿童年龄的保健牙刷，每 3 个月更换一次。

• 局部用氟，预防龋齿

适量摄氟可以减少牙齿被酸溶解的程度、促进牙齿再矿化、抑制口腔微生物生长，从而预防龋齿的发生。使用含氟牙膏时应注意用量，且应在家长或老师的监督指导下使用，以防误吞。

• 窝沟封闭，预防窝沟龋

窝沟封闭是预防恒磨牙窝沟龋的有效方法。窝沟封闭的最佳时机是儿童牙冠完全萌出，龋齿尚未发生的时候。窝沟封闭后还应坚持好好刷牙，如果发现封闭剂脱落应当重新封闭。

• 养成良好的饮食习惯

健康的饮食结构和良好的饮食习惯是口腔健康和全身健康的基础，养成良好的饮食习惯会使儿童终生受益。如坚持母乳喂养，正确使用奶瓶，引导儿童科学摄糖，少喝碳酸饮料，多吃含维生素、纤维素和矿物质丰富的食物等。

• 定期口腔检查，及早治疗龋齿

龋齿的发生和进展缓慢，早期症状不明显，不易察觉，出现症状通常已经到了中晚期，治疗起来复杂，患儿遭受的痛苦大，花费多，治疗效果也不如早期治疗好。因此，家长要定期带孩子到医疗机构进行口腔健康检查，对儿童口腔疾病做到早预防、早诊断、早治疗。

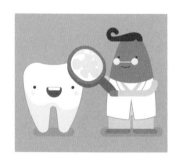

氟的防龋作用

氟是人体必需的微量元素之一，研究证明，适量的氟能有效维持牙齿健康，缺氟会增加牙齿龋坏的概率。那么，氟是怎样起到保护牙齿作用的呢？

• 促进牙釉质再矿化

当牙釉质受到酸蚀的时候，表面的牙釉质开始溶解，钙、磷离子从牙釉质中游离出来，溶解到周围环境（唾液）中，牙齿硬度降低，即为牙齿脱矿。而氟有助于增强牙齿再矿化。这是因为，氟离子可与牙釉质中的晶体结构发生作用，促进钙离子重新返回牙釉质，使牙釉质发生再矿化，形成更加稳固强壮的结构，进而增强牙齿的抗酸能力。

• 抑制致龋细菌的生长

龋病的发生与黏附在牙面的致龋菌有密切关系。实验证明，氟可以抑制致龋链球菌细胞内多糖的贮存，细胞内多糖是细菌的营养物质，它的缺乏会影响细菌的代谢、生长与繁殖。而且，氟还有抑制致龋链球菌综合细胞外多糖的作用，细胞外多糖是细菌聚集并黏附在牙面上形成菌斑的基质，细胞外多糖缺乏会阻碍细菌在牙面上的黏附。

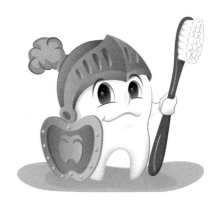

• 减少"酸"对牙釉质的腐蚀

氟是有效的抗酶剂，其可以通过牙体组织向外和通过唾液向内这两个途径进入菌斑，抑制糖酵解为有机酸的酶，从而减少有机酸的形成。而"酸"可以腐蚀牙釉质，造成龋病。

> **注意** 摄氟一定要适量，过量摄入氟可能导致氟中毒。急性氟中毒可能导致死亡，慢性氟中毒主要表现为氟牙症和氟骨症。氟牙症又称斑釉牙，是牙齿发育时期人体摄入氟过量所引起的特殊型牙釉质发育不全，临床表现主要是牙釉质呈现出着色的斑块和缺损的症状。氟骨症为骨质硬化和骨旁软组织骨化。

儿童用氟防龋的方法

氟的补充是预防龋病的重要方法，越早补充，效果越好。用氟防龋的方法有很多，可根据孩子的实际情况进行选择。

• 局部用氟

即采用不同的方法将氟化物直接用于牙齿表面，以提高牙齿的抗龋能力。常用的局部用氟产品包括日常使用的含氟牙膏、由专业医务人员操作的含氟涂料等。

对于儿童来说，掌握正确的刷牙方法，每日适量使用含氟牙膏，是预防龋病的重要措施。用含氟涂料、含氟泡沫等措施，则需在专业机构由专业人员操作。一般来说，一年使用 2 次含氟涂料即可达到有效的防龋效果。

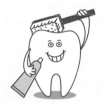

每日适量、正确使用含氟牙膏，可有效预防龋齿

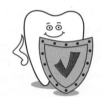

定期去医院给牙齿涂氟，一年两次即可达到防龋效果

• 全身用氟

全身用氟包括饮水氟化、牛奶氟化等。需由专业医师根据儿童年龄、体重和当地饮用水的含氟浓度、日常饮食中的摄氟量等，计算出适宜的剂量。家长切不可随意操作，以免孩子过量摄入氟。

饮食防龋的重要作用

日常生活中，有些食物容易致龋，如糖果、饼干、蛋糕等，而有些食物有助于预防龋齿，如蔬菜、含糖量低的水果、茶叶等。家长应在保证孩子营养均衡的前提下，少给孩子吃易致龋食物，多给孩子吃防龋食物，并督促孩子餐后及时漱口、刷牙，保持口腔的清洁。

• 容易致龋的食物

　　一般来说，容易致龋的食物都比较甜、黏，在牙面上不容易被清洁，如糖果、饼干等。在进食这类食物时，一方面要控制量和频率，另一方面应重视进食后的清洁，最好是在吃完这类食品后用清水漱漱口或及时刷牙，减少糖分在牙面的停留时间。另外，米饭、面条等主食，虽然非甜、黏的食物，但它们在消化分解过程中会产生大量的糖分，也应注意餐后口腔清洁。

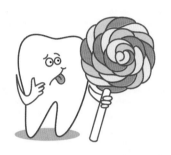 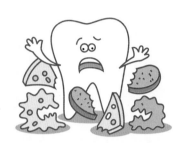

• 有防龋功效的食物

　　粗纤维、低糖分的食物通常不容易致龋，有些食物还有防龋的功效。以下列举日常生活中较为常见的有防龋功效的食物，供家长参考。

食材	防龋功效	食材图
蔬菜	蔬菜中富含膳食纤维，咀嚼时通过对牙面的机械性摩擦，可达到清洁牙齿表面的效果。通过咀嚼刺激唾液腺分泌还可以减少食物的黏附和牙菌斑的形成。因此，膳食纤维也被称作"防龋营养素"	
水果	咀嚼苹果、梨等水果能对牙齿表面起到机械擦洗作用，可清除黏附在牙面的细菌。水果中的果酸还有抑制细菌生长的作用。水果中含有的膳食纤维、维生素及矿物质，对防龋也有作用。注意，给孩子少吃含糖量高的水果	

食材	防龋功效	食材图
奶与奶制品	奶与奶制品富含钙、磷等矿物质，可以促进牙体硬组织的发育，起到保护牙齿的作用；奶中含有的其他成分如免疫球蛋白、维生素、酶等物质，有助于抑制口腔中维生素的生长，利于防龋	
葱、姜、蒜	葱、蒜、姜这类食物有特殊的辣味，能抑制细菌繁殖。如果在孩子的膳食中适当使用这类食物，能起到一定的抗龋作用	
豆类	大豆、扁豆、豌豆、蚕豆等豆类，大多富含磷，磷是维持骨骼和牙齿健康的重要成分，磷酸盐还可以防止口腔环境过度酸化。因此，这类食物具有防龋作用	
茶叶	茶叶中富含氟，氟是防龋的重要元素，可有效预防儿童龋病。不过，6 岁以下的儿童不建议喝茶，因为茶叶中的咖啡因、茶碱等物质容易导致孩子过度兴奋、心跳加快、尿频，含有的鞣酸还会影响对营养物质的吸收。6 岁以上的儿童适宜饮些清淡的茶，每日饮用量不超过 3 小杯	
甜味剂	如木糖醇、山梨醇、甜叶菊等甜味剂，不会被口腔中的细菌所利用，可以起到抑制致龋细菌生长的作用，孩子适量食用可以预防龋齿	

龋齿与缺钙

一般来说，缺钙与龋齿的形成并无直接关系，不过，如果牙齿结构发育不好，牙釉质发育不良，牙齿表面坑坑洼洼，会增加牙齿清洁的难度，患龋齿的概率也会增加。而牙釉质的发育障碍，很多时候是由于孩子的牙齿在颌骨内发育时受到一些影响所致。这些影响，除去先天性的遗传因素之外，还有后天的因素，即在牙齿发育过程中，周围环境的

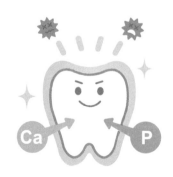

变化（主要指营养障碍，包括维生素D和钙、磷的缺乏，以及脑损伤和神经系统缺陷、疾病因素等）影响了牙釉质细胞的功能，从而造成牙釉质的发育缺陷。

因此，对于尚未萌出、处于牙釉质发育阶段的牙齿，缺钙可能会影响牙釉质的发育。而萌出以后的牙齿，其牙釉质已经形成，钙对牙釉质的影响也随之结束，此时再补钙，作用并不大。一般来说，1岁以前，孩子乳牙的牙釉质就已经发育完成。孩子七八岁之前，恒牙的牙釉质发育（智齿除外）也已经全部完成。那么，孩子到底缺不缺钙？又该如何给孩子补钙呢？

妊娠期女性摄入充足的钙，有利于胎儿期钙的储备。因此，妊娠期女性应适当补钙，有利于儿童预防龋齿。

母乳含钙丰富，且钙、磷比例恰当，因此，6个月以内的纯母乳喂养宝宝不需要补钙。配方奶喂养的宝宝，只要喝钙磷比例合适的配方奶，且奶量足够，也不需要额外补钙。

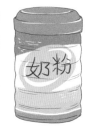

6个月以后的宝宝，可以依靠辅食补钙。1～3岁的孩子，每天喝奶400～500毫升，同时保证饮食多样化，多吃含钙丰富的食材，也不需要额外补钙。

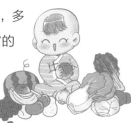

当孩子体内缺乏维生素D时，易致钙的动态平衡失调，从而导致一些疾病，如儿童佝偻病。因此，宝宝需要及时补充维生素D、多晒太阳。

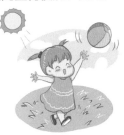

注意 如果孩子营养均衡，生长发育良好，一般不需要补钙，牙齿均能正常发育。营养不良导致牙齿发育异常的情况，多见于全身性疾病，如儿童佝偻病。如无全身性疾病，而只是单纯的牙齿问题，通常与钙没有很大的关系。

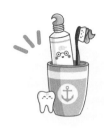

二、儿童牙外伤的防治

除龋齿外，牙外伤也是儿童较为常见的牙病之一。牙外伤是指牙齿受到外界剧烈创伤，特别是打击或撞击所引起的牙体、牙髓和牙周组织损伤。儿童正处于生长发育阶段，较成年人更易发生牙外伤。

造成儿童牙外伤的原因

造成牙外伤的原因很多，任何程度的机械外力直接或间接影响到牙齿，都可能造成牙体硬组织或牙周组织发生不同程度的损伤。儿童天性活泼好动，喜欢跑跳玩闹，同时自我防护意识不够，易发生碰撞、跌倒等。一旦撞击到牙齿，就可能引发牙外伤，出现牙龈出血、牙齿松动、折断、脱出等。

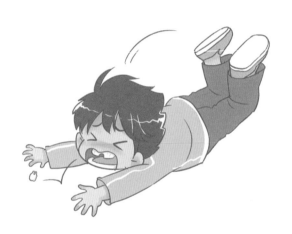

运动损伤	体育运动是学龄期儿童发生牙外伤的主要原因之一。
撞、摔	碰撞、摔倒以及物体撞击到牙齿，这些都是发生牙外伤较为常见的因素。
交通意外	行走时被交通工具撞上，或骑自行车时发生意外，可造成牙及颌面的损伤。
行为因素	喜欢冒险的儿童往往更易发生牙外伤。
其他	儿童之间的打闹，以及暴力行为等因素也会造成牙的损伤。

容易受伤的"门牙"

牙外伤通常容易发生在上颌切牙，也就是我们常说的门牙，有时也会累及下切牙。这是因为上颌切牙处于面部的最前端，因此也最容易受到损伤。另外，鼻子和上嘴唇，也比较容易受到损伤。后面的牙，由于有面颊的保护，通常损伤较少。

儿童牙外伤的好发年龄

学步期儿童以及学龄儿童更容易发生牙外伤，且男孩多于女孩。

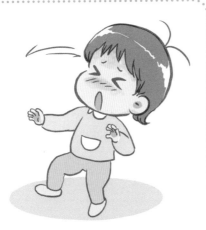

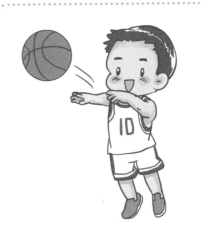

1～3岁的幼儿在学走路的时候，由于其运动能力和协调能力都处于发育阶段，如果监护人看护不力，孩子就有可能摔倒或撞击在物体上，一旦撞击到牙齿，就容易发生乳牙外伤。

8～10岁的孩子容易出现年轻恒牙的外伤。这时候孩子的门牙刚刚替换，新萌出的恒牙通常看上去比较大而突出，加上这一时期的孩子活动力非常强，因而很容易伤害到新萌出的年轻恒牙。

儿童牙外伤的常见类型

牙外伤分为牙体、牙髓和牙周组织的损伤。牙体有牙组织丧失或牙体折断，牙周组织外伤可分为牙齿震荡、牙齿移位和完全脱出。由于年龄不同，儿童牙外伤又分为乳牙和年轻恒牙外伤。

- **牙齿震荡**

牙齿震荡，即牙齿外伤后影响牙周和牙髓组织，表现为牙周膜的轻度损伤，牙体组织完整或仅表现牙釉质裂纹，牙齿无松动或轻微松动，没有硬组织缺损及移位情况。牙齿震荡可表现出咬合不适、轻微酸痛感等症状，可能对冷刺激有一过性的敏感症状。临床检查叩诊不适或叩痛，X 线片表现根尖周无异常或根尖周膜增宽。

• 牙齿折断

牙齿折断是牙外伤的常见类型，包括牙冠折断、牙根折断、冠根折断三种情况。无论是哪种情况，一旦出现，家长应立即带孩子就诊。

牙冠折断是牙齿折断最常见的类型，好发于上颌中切牙的切角或切缘，有三种情况：单纯牙釉质折断，牙本质及牙髓尚未暴露出来，一般无自觉症状，可有牙釉质裂纹；牙釉质折断暴露牙本质，但无牙髓暴露，可有冷热刺激敏感；牙齿折断致牙髓暴露，肉眼可以看到牙齿断面有红色出血处，冷热刺激痛，触痛明显。

外伤导致的牙根折断，根据折断部位不同，可分为冠向三分之一折、中三分之一折和根向三分之一折三种情况，临床可出现牙齿松动、牙冠伸长、有咬合创伤等症状。X线片显示有根折线。

外伤导致牙釉质、牙本质和牙骨质冠根联合折断的情况，占外伤总数的一小部分，可露髓或不露髓，临床治疗通常较为复杂。

• 牙齿移位

牙齿受到外力伤害时，造成牙齿脱离正常位置，称为牙齿移位。根据牙齿受力的大小和方向不同，可分为牙齿挫入、牙齿侧向移位和牙齿部分脱出。牙齿挫入就是整颗牙齿受力后往牙根方向挫入，使牙齿看上去比同名牙短；牙齿侧向移位是指牙齿受力后导致唇舌向或近远中向移位；牙齿部分脱出是指牙齿部分脱出牙槽窝。

• 牙齿完全脱出

牙齿完全脱出多发于年轻恒牙，因为其牙根尚未发育完成，牙周膜纤维相对疏松，受外力后容易导致牙齿脱离牙槽窝。完全脱出的牙齿，有时候是直接掉落出来，有时是掉落在口腔内，有时牙齿还在原来的位置上，但已经完全松动并悬浮着。这种情况通常伴随着牙龈的撕裂、出血，甚至牙槽骨的骨折，必须赶紧带孩子就医。

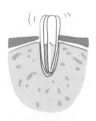
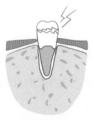
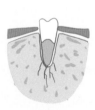
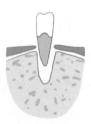

牙齿震荡　　　　牙冠折断　　　　牙齿挫入　　　　牙齿脱出

牙外伤对儿童身心的影响

虽然牙外伤没有生命威胁，但牙齿形态和功能的损伤有可能对孩子的身心产生影响，严重时还可能危及孩子的全身健康。

◆发生牙外伤，无论情况轻重，必然会产生不适，如疼痛、肿胀等，进而影响孩子的咀嚼能力和进食状况。若伤及牙髓（牙神经），影响更大。

◆牙疼痛，不愿意开口说话，牙齿缺损，说话漏风、发音不准，这些都会影响到儿童的日常活动和社会交往。

◆在儿童颌骨发育的高峰期，若发生牙外伤，可能导致儿童下颌发育不足，形成"小下巴"。

◆牙外伤对面部外形的影响，可能使儿童感到焦虑、羞怯、自卑、窘迫等，进而造成儿童心理发育障碍。

◆乳牙外伤可能会伤及继承恒牙牙胚，造成恒牙发育异常，甚至停止发育。如果多颗乳牙过早丧失，还会造成咬合畸形过早出现，甚至影响颌骨的发育，进一步对儿童身心造成影响。

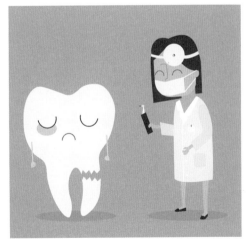

◆年轻恒牙遭遇损伤，轻者有的可保存牙髓活力，有的则会损伤根尖牙髓和血管，导致近期或远期牙齿逐渐变色；损伤较严重时，有的也可长久保留牙齿，有的牙齿虽暂时保留，但多年后牙根会出现吸收、炎症，或牙根与牙槽骨粘连，导致外伤牙比邻牙短；严重的牙外伤还可能导致牙齿的丧失，一旦出现这种情况，孩子可能需要终身佩戴假牙，给以后的生活和工作带来不便。

儿童牙外伤的预防

牙外伤是意外伤害的一种，在一定程度上是可以预防的。那么，在日常生活中如何进行防护呢？

- **建立防范意识**

  儿童及青少年是牙外伤的高发人群，家长及儿童都应建立防范意识。比如，小儿学步时，将可能绊倒孩子的物品以及可能伤害到孩子的器物移开；平时不穿底滑的鞋子；参加活动时熟悉场地，避免盲目冲撞；不用危险品互殴；运动时做好防护措施等。此外，社会也应尽防范之责，公共设施要设有醒目的提示标识，甚至采取强制性的防范措施，加强对未成年人的保护，预防意外伤害的发生。

- **进行牙外伤知识安全教育**

  家长和儿童都应对牙外伤有一定的认识，尤其是家长，应从小教育孩子预防牙外伤，多了解一些牙外伤的知识及发生牙外伤后的紧急处理措施。最好在家中备一些专门的牙齿保健及牙外伤手册，平时常和孩子一起阅读。学校、企业、媒体等也应担起宣教之责，在中小学生群体中做好牙外伤知识的宣教工作。这样，即使孩子出现牙外伤，也能够在就诊前得到妥善处理，治疗中和治疗后也能与医生较好地配合。

- **运动中做好防护措施**

  在一些体育运动中可以佩戴面罩及护齿器（也称护口器），有利于保护颌骨及牙齿，降低外伤带来的伤害程度。对那些经常参加激烈对抗性体育运动的儿童可以到医院制作专业的防护牙托，这样能在最大限度内降低运动时可能造成的伤害。

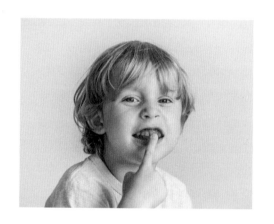

注意　儿童护齿器是在运动的时候戴在牙上，保护牙齿及颌骨在撞击过程中少受损害的牙套，其具有良好的弹性、韧性，可以缓冲撞击力，减少牙齿外伤的概率。不要认为只有运动员才需要戴护齿器。学龄期的孩子，爱玩是天性，学校也经常会举办各种各样的体育活动，碰撞、摔跤都很常见，因此，戴护齿器很有必要。

牙外伤后一定要及时就医

儿童牙齿一旦发生外伤需要及时就医，不及时或不正确的治疗方法可能导致牙齿丧失、破坏咀嚼器官完整性、影响全身健康。

牙外伤的表现形式多样，受损程度不一，不是所有的牙齿外伤后都会出现明显不适，但这并不代表牙齿的各部分没有受到损伤。尤其对年轻恒牙来说，其生理解剖特点决定了它比成熟恒牙更容易受外伤后继发疾病的影响，比如出现牙髓坏死、根尖周炎等。

可以说牙外伤是急诊，只要孩子的牙齿受到外力冲击，无论是否松动、脱落、缺损，都应尽快就诊，请专业儿童牙科医生检查治疗，以免延误最佳治疗时机。有很多严重的继发疾病是可以预防的，即使出现继发疾病也能尽早得到有针对性的治疗，从而将伤害降至最低。

乳牙外伤的治疗措施

乳牙虽然可以被替换，但如有严重牙外伤不及时治疗，会影响继生恒牙牙胚的发育和萌出。所以，外伤后的乳牙一定要及时治疗。儿童乳牙外伤的类型不同，处理措施也不一样。

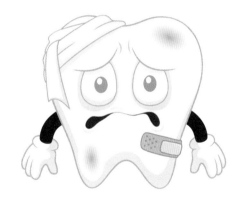

- **乳牙震荡**

一般情况下，牙齿经受撞击震荡，轻度且无牙体缺损的情况下，多数会逐渐恢复，不会产生不良后果。但需要注意以下三点：

一是确认牙根有无折断，这需要拍摄Ｘ线片来确认。

二是要注意避免让孩子用受伤的牙齿咬东西，给伤牙一定的休息时间，同时也要避免牙齿受到二次撞击。

第三，虽然牙齿在受到撞击的当时看上去并无损伤，但过一段时间后，如果受伤的牙齿变色，甚至出现牙龈肿胀或牙龈上起小脓包等情况，这说明牙神经已坏死，出现了根尖的炎症，应及时进行根管治疗或拔除受伤的牙。

• 乳牙折断

孩子乳牙摔断后，家长要仔细检查，看摔断的牙齿断面有没有出血点。如果有出血点，说明牙齿里面的牙髓暴露出来了，这种情况下必须立即赶往医院。牙医通常会在麻醉下处理暴露以致感染的牙髓，以免后期发炎。需要注意的是，牙齿断面出血有时候很微小，只能看到一个红点，有时候很大，有 2 ～ 3 毫米。无论大小，都应及时就医。

如果孩子牙齿的断面没有出血点，也需要尽早就医处理。因为牙齿折断若导致牙本质暴露，牙本质内的牙本质小管非常敏感，可以传递外界的变化，将冷热等刺激传递到牙髓，导致牙髓受伤。而牙医可以将暴露的牙本质保护起来，避免牙髓受到刺激，从而使受伤的牙齿得到更好的休息和恢复。

• 乳牙移位

如果孩子的乳牙挫入牙槽骨内，或侧向移位，或部分脱出，一定要及时带孩子去牙医处检查，医生会根据牙齿挫入的程度、位置、方向，来判断其对骨内下方恒牙牙胚是否有影响，从而做出正确的处理，比如让伤牙自行"再萌出"，或正畸牵引，或用外科手法复位，并定期复查。如果医生判断其对恒牙发育有影响，可能会建议拔除挫入的乳牙。

• 乳牙完全脱出

如果孩子的整颗乳牙摔掉、完全脱出，这时家长一定要保持镇静，找到脱落的牙齿，以免孩子哭闹时呛入气管，然后赶紧带孩子去牙医处，让医生检查脱落的牙齿是否完整，是否有折断部分在口腔内，并及时处理伤口。

一般来说，脱落的乳牙不建议再种植回去，因为种植成功的可能性较低。如果孩子的牙齿尚未脱落但极度松动，这时候牙医往往会拔除该牙，否则会造成疼痛、无法进食、发炎等情况，甚至影响恒牙牙胚的发育。

> **注意** 乳牙外伤后，临床不仅要注意乳牙本身的问题，还要考虑到其对下方继承恒牙牙胚的影响。乳牙外伤的治疗原则是减少患儿痛苦，将乳牙外伤对继承恒牙牙胚的影响降到最低。另外，乳牙外伤后一定要定期复查，以便及时发现异常，及时处理。

年轻恒牙外伤的治疗措施

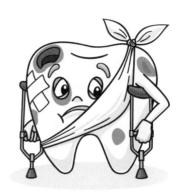

年轻恒牙外伤后的表现与乳牙外伤类似，但在治疗处理措施上略有不同。治疗乳牙外伤，最重要的是避免影响恒牙，然后才是保住牙齿；而年轻恒牙外伤，因为牙齿正在生长发育中，保护牙髓和牙周组织至关重要。

• **牙齿震荡**

年轻恒牙受到撞击后，应找牙医拍片，确认牙根有无折断。若无折根，医生会嘱咐家长和孩子，避免用伤牙咬东西，近期内进食软质食物，同时避免二次撞击伤，并注意口腔清洁卫生。如此，牙齿会逐渐恢复稳定。因为年轻恒牙的神经血管比较丰富，再生能力较强，在一定的范围内能够完全恢复和自愈。但仍需要定期去牙科检查，因为有的牙齿的牙髓在受到撞击震荡后不能恢复，会慢慢坏死、发炎。这在外伤受伤当时是无法判断出来的，必须复查。

• **牙齿折断**

如果只是单纯的硬组织折断，牙髓尚未暴露，可以将牙齿直接修补好，再定期复查就可以了；如果牙齿硬组织折断，同时伴有牙髓暴露，肉眼可以看到牙齿断面有红色出血处，需立即就医，因为牙髓的感染会随着时间的推移而扩散、加重。牙髓暴露时间越长，治疗越困难，预后也越差。如果牙根也折断了，这种情况比较复杂，需要医生综合判断处理。注意，折断的那部分牙齿也应带到牙医处，有些情况下医生是可以将折断的部分再接回去的。总而言之，对于牙根尚未发育完成的年轻恒牙，需要尽最大可能保留全部或部分牙神经，以最大限度恢复牙齿的功能和形态。

• **牙齿移位或脱出**

无论是牙齿移位还是完全脱出，家长都应保持镇静，赶紧带孩子去牙医处。如果牙齿脱落，应找到脱落的牙齿，一起带去牙医处。牙医会检查脱落的牙齿是否完整，是否有折断部分在口内，并检查处理伤口。一般来说，挫入的牙齿可以复位，脱落的牙齿也可能再植回去，但存活的概率和牙齿脱落的时间、牙根的污染程度以及牙齿的发育程度都有关系。

因牙外伤脱落的牙齿要保存好

完全脱落的乳牙一般不建议再植，但年轻恒牙在某种程度上完全可以再植，如果保存得当，就医及时，甚至可以保存牙髓活力。而就医时机以及牙齿的保存方法是再植成功的关键。

> 首先，应尽量在 30 分钟或更短的时间内赶到牙医处。越快，牙齿种植回去成活的可能性就越大。

> 其次，牙齿应保存好。牙齿保管越科学，牙根表面的细胞存活率越高，种植成活率也就更高。

一般来说，完全脱落的牙齿能否再植成功，很大程度上取决于其牙周膜，也就是牙齿表面与周围骨头相连的一层组织的受损程度。干燥是使其受损的主要原因。所以，脱落的牙齿应使其保持在湿润状态下送医。保存牙齿的环境是关键。一般有口内保存和口外保存两种方式。

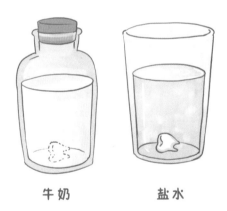

牛奶   盐水

如果脱落的牙齿表面没什么污物，可以用手指捏住牙冠（不要触碰牙根表面，以免损伤牙周膜），用生理盐水简单冲洗后放入到脱落处（牙槽窝内），然后让孩子咬住毛巾或纱布卷，立即就医。还有一种方法，就是让孩子将脱落的牙齿含在口腔内，在唾液中保存。但孩子尚小，又遭遇外伤，心里恐惧、紧张，可能有误吞的危险，需要家长和孩子保持冷静。

如果牙齿表面有污物或因其他因素不能将牙齿在口腔内保存时，可以将脱落的牙齿放在牙齿保存液内保存。牙齿保存液一般医务室都有，但儿童牙齿外伤通常不分场地，如果不能及时拿到牙齿保存液，可以用牛奶或生理盐水保存。实在找不到这些的话，也可以用干净的清水，切勿干燥保存，也不要用纸巾包裹。

如果有条件，可以将牙齿浸泡在这些液体里，在 4℃ 的环境下送到牙医处。如果时间紧急，可将脱落的牙齿放进装有牛奶的小瓶子，盖紧盖子后，从冰箱里取些冰块包裹住瓶子，然后尽快赶往医院。

切忌刮擦牙齿表面，也不要用酒精等消毒剂擦拭牙齿。

重视外伤牙的预后

在治疗儿童牙外伤时，医生不仅要考虑到孩子目前的情况，还要考虑到牙齿继续生长发育情况的变化，以及孩子成年后外伤牙的治疗和处理。也就是说，成人牙齿外伤一般可以在短期内处理好，而面对儿童牙齿外伤，医生在做治疗设计时会考虑很多因素，需要长期的追踪观察和对症处理。所以，家长要认真听取医生的要求，仔细观察病情变化，定期复诊，不要看到牙齿已经稳固了，孩子没有不舒服的症状，就不去医院进一步检查了。

一般情况下，儿童牙外伤只要诊断正确，采取合适的治疗方法，预后情况总体较好。

◆ 轻微的牙震荡，无论是乳牙还是恒牙，多能自行恢复，但也需要注意可能出现的牙髓坏死或牙髓钙化情况。

◆ 在牙医处理较好的情况下，牙冠折断，无论牙髓有无暴露，预后一般都较好，但需定期复查。

◆ 牙齿移位，只要复位、固定，预后也是好的，甚至是牙齿完全脱出的情况，只要就医及时，植入稳固，通常预后也较好，但需注意观察牙髓及牙根状况，及时发现异常，及时处理。

◆ 再植的脱落恒牙，建议第一个月每周复查一次，此后半年内每月复查一次，之后每 3 ~ 6 个月进行复查。

当然，也存在预后不好的情况，多见于冠根折和根折（牙根折断）的近龈三分之一折。这两种情况，医生很多时候是没有办法控制病情的发展的，因为伤害已经蔓延到了牙根，细菌容易通过牙周的间隙影响到牙根或是断面的愈合。所以，即使医生处理得再好，也可能存在预后不好的情况。如果预后不好，一般情况下，医生会拔除伤牙，然后给孩子做假牙。儿童牙齿发育期是不能种植牙的，要等到 18 岁以后，孩子的颌骨发育停止，牙根发育也完成后再考虑种植牙。

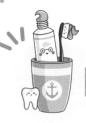

【附录1】带宝贝看牙医那些事儿

生病就要看医生，牙齿出现问题也不例外。就看牙来说，儿童牙医与成人牙医有区别吗？牙科检查到底查些什么？孩子害怕看牙应该如何应对？这些问题是大部分家长心中的疑惑，别急，接下来我们就来聊聊看牙那些事儿。

儿童看牙找儿童牙医

拿孩子生病吃药来说，家长知道成人与儿童之间存在体重、代谢等方面的区别，所以知道按儿童剂量用药，但看牙医时却忽略了此方面的考虑。儿童的牙齿与成人的情况有所不同，所以治疗方法与成人相比，也会有所差异，因此，儿童看牙要找儿童牙医。

- **儿童牙医的优势**

  ◆与成人牙医不同，儿童牙医在儿童心理与治疗行为管理上更具有针对性。他们能够更好地引导孩子与自己配合，从而让口腔检查和牙齿治疗进行得更顺利。

  ◆孩子的自控能力、心理调节能力都比较差，面对陌生的环境，或者看到各式的牙具会感到恐惧，所以常常会哭闹不止，并对看牙这件事留下恐怖的印象。好在儿童牙医会适时安抚儿童的情绪，并用孩子可以理解的语言告诉他将要面对的事情，慢慢地孩子就会平复下来。

  ◆在为儿童看牙的过程中，牙医还担负着向家长传授正确口腔护理观念的任务。他们会结合孩子的具体情况，将一些饮食习惯、口腔清洁等方面的具体事宜告知家长，有利于辅助孩子更好地治病。

- **选择儿童牙医的方法**

  ◆一位好的牙医对孩子是友好并且有耐心的，他知道如何安抚，并让整个诊疗过程变得顺利。

  ◆专业性是儿童牙医所必备的素质，他能够从容地检查出口腔问题，并制定出合理的治疗方案。

◆其他患者的认可，说明此位牙医有一定的口碑，家长不妨多听听其他带孩子就医的家长的建议。

儿童应该从何时开始看牙？

美国儿童牙科协会建议，幼儿最好在长出第一颗乳牙时就进行牙科初诊。最迟也不能迟于1岁。

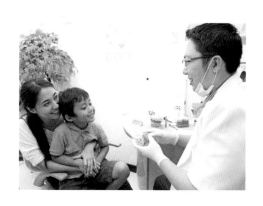

乳牙虽然会被恒牙代替，但牙齿作为身体的硬组织，一旦被龋坏，就不能再自行修复了，如果因为某些原因造成牙齿脱落，只能等到几年后恒牙长出；如果恒牙掉落则不会再生，所以要想牙齿健康，预防是关键。带孩子去看牙，目的就是预防，除了一些检查之外，医生还会告知家长正确的口腔护理方法，让孩子远离牙病。

儿童应多久进行一次口腔检查？

当家长带孩子完成第一次口腔检查之后，通常会和牙医约好回诊的时间，在没有特殊情况的前提下，一般 3 ~ 6 个月进行一次口腔检查。

对于正处于乳恒牙交替阶段的孩子来说，口腔状况变化比较快，及时检查口腔可以尽早发现问题，如果已经发生龋齿或其他口腔问题，牙医也会根据具体情况，缩短间隔，自行确定下一次口腔检查的时间。

定期进行口腔检查，除了让孩子习惯看牙外，更重要的是让医生长期追踪、记录孩子的牙齿状况，例如龋齿情况、脱落情况、恒牙发育情况等，将口腔问题消灭在起始阶段，孩子受到的痛苦小，花费也少。

此外，牙医也能通过孩子的口腔情况知晓家长平时对孩子的口腔护理情况，如是否清洁到位，是否注意饮食等，并将家长做得不足的地方及时指出来，让家长了解孩子的实际情况，以达到更好的预防效果。

至于什么时候可以不接受儿童牙医检查，并没有严格意义上的规定。从孩子 1 岁左右开始，到青春期截止，都是儿童牙医的受理范畴。

儿童牙科检查到底查什么?

了解了孩子进行牙科检查的必要性和频率,家长们肯定也想知道,儿童牙科检查到底都查些什么。不要以为牙医只是让孩子张开嘴巴,随便看一下就结束了,其实检查项目多得很。

医生会根据检查结果,向家长提出预防治疗建议,例如是否需要做窝沟封闭,是否需要涂氟等,也会有一些口腔清洁建议,最后还会商定下次检查时间。

牙医会向家长询问一些孩子日常生活中的行为,例如吃手、吐舌、咬嘴唇、咬铅笔等,这些不良习惯会导致牙齿及咬合出现异常,甚至会引发其他身体疾病。

在正式检查口腔之前,牙医都会先观察孩子的面部:左右是否对称、颌骨是否发育正常、咬合是否顺畅等,如果牙弓发育有障碍,就会导致孩子的面部发育不协调。

粉嫩的牙龈是口腔健康的标志,牙医会拨开孩子的嘴唇,检查牙龈是否有红肿、溃疡或者水疱等异常。此外,还会检查孩子的唇系带、舌系带是否正常,牙周有无炎症。

牙医会让孩子张开嘴巴,对于用肉眼就能确定的牙齿问题,先予以确认。其中包括牙齿有几颗、排列是否整齐、有无异常、乳牙是否松动或其他问题。

牙医会让孩子将嘴巴张大,检查有无龋齿,龋齿的深度、范围等,如果之前有补过牙齿,还要检查现在的状况,是否需要做进一步的处理等。

家长在孩子看牙过程中起到的重要作用

虽说牙医的专业医术可以帮助孩子解决口腔问题，但不代表只要有孩子和牙医就够了，家长也是不能缺少的一员，在其中起着重要的作用。家长的陪伴和配合，能让看牙的整个过程变得更顺利。

• 带给孩子安全感

牙科医院对孩子来说是一个完全陌生的环境，再加上医院内有很多不同情况的其他患者，这些都会让孩子感到焦虑甚至是恐惧，此时爸爸妈妈的陪伴能带给孩子安全感，让他知道有人保护自己，从而缓解孩子的紧张情绪。

• 进行有效安抚

面对即将开始的口腔治疗，有些孩子会出现哭闹、反抗等表现，而且牙医的安抚并不能起到很好的作用，家长作为孩子的主要照顾者，比较清楚孩子的性格、行为和心理，能对其进行有效安抚，以保证诊疗顺利进行。

• 回答牙医的询问

之前我们曾介绍过，在看牙的过程中，除了牙医的检查，还需要家长向牙医告知一些孩子在日常行为中的表现，或者自己是如何帮助孩子进行口腔护理的，这些可以帮助牙医进一步判断病情，而且这些内容只有家长清楚。

• 确认治疗方案

经过一系列的检查，牙医会确定最终的治疗方案，这需要监护人签字同意，当然医生也会告知一些需要在日常生活中注意的事项，家长要认真聆听，并遵循医嘱，这样才能让孩子拥有健康的牙齿。

> **注意** 为了更好地了解孩子的口腔情况，牙医通常会在看牙前向家长询问一些问题，其中包括孩子的饮食情况，例如吃饭时间多长、是否经常吃零食；口腔清洁习惯，如刷牙频率、有无使用牙线等。家长可以事先想好，以便牙医询问时能如实、详细地回答。

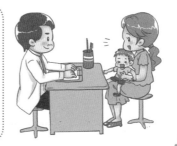

带孩子看牙应该注意的问题

正所谓"知己知彼百战不殆"，要想让孩子顺利看牙，就要提前了解诊疗期间的一些注意事项，并找到解决办法。当家长和孩子都对看牙这件事有一定认识时，实现顺利看牙也就成功了一半。

◆家长可以通过相关书籍、网络资源或者身边朋友的经验，知晓一些孩子在就诊时可能出现的状况，并做好心理准备，等到真正看牙时会省力很多。

◆为了更真实地反映口腔情况，同时也是对牙医的礼貌，在就医之前要让孩子先刷牙，如果孩子容易紧张，在就医前的几个小时就不要再进食了，以免因为紧张而发生呕吐。此外，家长也要带上孩子日常使用的牙刷、牙膏，方便医生检查是否适合，同时也能做刷牙示范。

◆家长要重视孩子的牙齿健康问题，就诊时保持积极的态度，与医生密切配合，主动参与到护牙行列中来，协助孩子做好口腔清洁及日常护理工作，降低孩子牙病的治疗难度。

◆除非孩子牙齿疼痛难忍，牙医会紧急处理疼痛的牙齿，一般情况下牙医都会先进行沟通、互动。牙医之所以这样做，一方面是让家长清楚治疗程序，一方面是让孩子熟悉环境，放松心态，家长要尽量配合，不要盲目催促牙医。

◆家长要坚定治疗的信心，不要孩子一表现出害怕、畏缩的行为，家长就放弃，这样只会让孩子认为看牙是件恐怖的事情，下次再来会更加困难。此外，家长还要信任牙医的治疗行为，要知道牙医和家长的目的都是让孩子拥有一口健康、漂亮的牙齿。

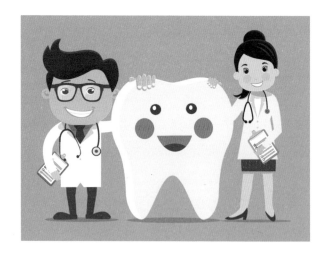

巧妙应对孩子"怕看牙"

对于很多家长来说，带孩子看牙是件痛苦的事情，诊室里的小朋友要么痛哭流涕，要么撒泼耍赖，这些都是很常见的现象，家长看在眼里，心中也是很无奈，要怎样应对孩子"怕看牙"这件事呢？

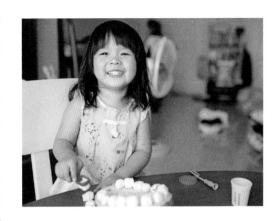

◆有经验的家长都会让孩子从小养成清洁口腔、定期拜访牙医的好习惯，看牙其实是件既简单又轻松的事情，只要牙医看一下口腔，再做一些预防措施就可以了。如果孩子没有从小养成这样的习惯，往往会导致口腔问题比较严重，治疗需要花费一定时间，孩子也容易产生惧怕心理。

◆有些家长因为自身对看牙存在一些不良印象，或者是看到孩子要接受一些专业治疗，就会变得紧张、不安，这种情绪会通过自己的言行举止传递给孩子，孩子也会因此而变得害怕。所以家长要调整自己的心态，为孩子做榜样。

◆在日常生活中，不要拿"拔牙""打针"等语言威吓孩子，看牙过程中也不要向孩子说一些"要是害怕就闭眼睛""你要勇敢"等看似安抚性的话语，孩子反而会觉得接下来的事情很恐怖。

◆家长可以带孩子提前到达牙科医院，目的是留出一些时间让孩子熟悉环境，也可以带孩子在儿童区玩玩具、做做游戏等，等他的情绪放松下来之后，再开始接下来的治疗。

◆当孩子已经对看牙表现出排斥心理时，家长要站在孩子的角度去理解他的心情，并鼓励孩子说出害怕的理由。还可以根据实际情况进行针对性的安抚，而不是一味训斥或者就此放弃。

◆家长可以提前向约好的牙医说明孩子的喜好，有助于拉近牙医与孩子的关系，或者借助一些有关口腔的玩具、模型，激发起孩子的兴趣，让他觉得看牙并不是一件让人害怕的事情。

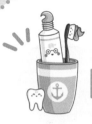

【附录2】儿童牙齿健康常见问答

作为家长，不仅要照顾孩子的起居，更要留心他的健康状况，其中牙齿健康越来越受到父母的关注。以下列举的一些常见问题是家长们普遍关心的，家长们不妨看一看。

牙不好会遗传给孩子吗？

孩子牙齿的好坏确实受遗传因素的影响，例如颌骨发育导致的牙齿问题（如兔唇、颌骨前突等）就带有遗传性。此外，如果妈妈口腔内的龋齿较多，在喂养孩子的过程中，很可能因为亲密接触，将自己口腔中的细菌传播到孩子口中，此时孩子患龋齿的风险也会增加。

孕妈妈牙不好会影响孩子的牙吗？

当孩子还在妈妈肚子里的时候，他的牙齿就已经在孕育当中了，从孕7周开始，胎儿的牙胚开始发育，孕妈妈需要摄入充足且全面的营养，才能满足其生长需求。

如果孕妈妈在孕期就出现口腔问题，就很可能导致食欲下降、咀嚼不充分等诸多问题，进而影响到胎儿牙胚的正常形成和钙化，"根基"出现问题，孩子出生后牙齿的发育和萌出也会受到影响。所以，孕妈妈从备孕开始就要特别注意口腔护理，如果孕期出现口腔问题也要及时就医。

宝宝为什么也会有口臭？

导致口臭的原因有很多，如牙齿龋坏、肠胃消化系统疾病、唾液腺分泌异常。这些原因不只出现在成人身上，孩子也不例外。当家长发现孩子口臭时，可以先带他到口腔医院，查明是否因口腔问题引起，其次可以到医院内科做进一步的消化系统检查，明确病因后再确定治疗方案。

长牙前需要清洁口腔吗?

没有牙齿就不需要清洁口腔,这种观点是错误的。奶类尤其是配方奶中含有的乳糖,能够为宝宝提供营养,但也是口腔细菌存活的营养,如不及时清洁口腔,很容易导致鹅口疮等口腔疾病。研究表明,长牙前没有清洁口腔的孩子,其龋齿的发病率会比进行口腔清洁的宝宝高。

长牙时可以用固齿器吗?

固齿器又被称为磨牙棒、牙胶、练齿器,虽然名字不同,但功能大致相同。有些家长害怕它会影响宝宝出牙或者对身体有害,这种担心是没有必要的,因为正规厂家生产的固齿器,不管是材质还是硬度,都是经过相关检查合格之后才生产的,而且固齿器并不具备帮助牙齿萌出的

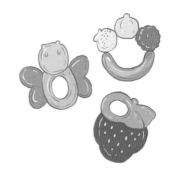

作用,只要家长在选购时擦亮眼睛,认真挑选适合宝宝的就可以了。不过,需要家长注意的是,固齿器不可以长时间使用,否则容易导致宝宝面部颌骨发育异常。

宝宝长牙后,需要戒母乳吗?

宝宝什么时候断奶要根据个人情况而定,并不是长牙了就要戒母乳。有些宝宝虽然已经长出了乳牙,但吮吸时并不会咬伤妈妈的乳头,只要妈妈多加引导,告诉宝宝咬乳头是不正确的做法,此种情况下是可以继续母乳喂养的。如果喂奶时,宝宝总是用牙咬妈妈,则建议妈妈把母乳挤到奶瓶中再喂给宝宝。

宝宝身体的进一步发育,需要更多的营养支持,所以单纯的奶类并不足够,建议妈妈用母乳和辅食并行喂养宝宝一段时间,之后再慢慢戒母乳、增加辅食,宝宝会比较容易接受。

怎么给出牙期宝宝准备辅食？

出牙期宝宝的饮食原则，家长要从两个层面把握。首先，需要做到膳食合理，营养均衡。很多家长都知道宝宝长牙时要多吃含钙丰富的食物，其实镁、磷、维生素等也是保证牙齿健康不能缺少的营养，所以家长为宝宝准备的辅食要尽可能丰富。

其次，宝宝在不同的牙齿发育期，所进食的食物形态也要有所差异，大致是由液态食物过渡到糊状食物，之后是泥状食物、半固体食物、固体食物，这对宝宝乳牙的萌出、咀嚼消化能力的增强都有帮助。

乳牙门牙长歪了会影响换牙吗？

有些家长对孩子一点一滴的变化都特别敏感，即便是小小的乳牙门牙长得不是很整齐，家长也会担心对以后换出的恒牙有影响。其实家长的这种担心不无道理，因为乳牙对恒牙的发育有一定的导向作用，但不代表乳牙长歪，恒牙就一定长歪。在换牙期，家长要多注意观察孩子的出牙情况，定期带孩子到口腔医院接受检查，如果发现恒牙长歪，牙医会给出专业的指导和治疗建议。

乳牙有缝、稀疏需要注意吗？

乳牙萌出标志着孩子的身体发育正常，但仔细一看，牙与牙之间的缝隙有些大，尤其是两颗门牙之间，一眼看上去总感觉牙齿稀疏，这是怎么回事呢？

乳牙萌出，恒牙胚在乳牙下方正努力"孕育"，而且恒牙通常都比乳牙要大，所占据的位置也比乳牙宽，为了给即将萌出的恒前牙准备足够的位置，孩子的颌骨也在发育变宽，于是出现了自然生理性间隙。这种情况可以先不用治疗，等到其他牙齿萌出之后，牙缝会被推挤至正常闭合状态。如果门缝迟迟不能闭合，则可能是因为牙床中异常多出来的牙胚挤开了乳牙而导致的。家长要多留心观察孩子的口腔，必要时就医。

乳牙蛀了需要补吗?

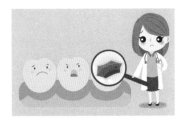

当细菌将坚硬的牙釉质"攻破"之后，会向下继续伤害较软的牙本质，从而形成牙洞，如果不及时治疗，整颗牙齿甚至牙髓都会受影响，最终的后果就是拔牙。乳牙提前脱落，旁边的牙齿会向空缺位置移动，等到恒牙长出时已经没有足够的空间，所以恒牙会长歪，或者不能正常萌出。因此，乳牙蛀了一定要及时修补。

乳牙要掉不掉，需要拔了吗?

恒牙的生长发育会使乳牙的牙胚逐渐被吸收，乳牙牙根越来越短，直到消失，没有了牙根的乳牙会变得松动，等到"时机成熟"，例如吃了稍微硬、黏的食物，它就会顺势脱落，恒牙便会长出。

那乳牙要掉不掉的时候，需要将其拔掉吗? 这主要根据牙齿松动的情况来决定，如果乳牙处于很好拔除的状态，只要稍微一晃动就掉了，为了避免牙齿被误食而引起意外，家长可以自行帮孩子拔除，但要注意清洁和卫生。如果牙齿只是轻微松动，则不能将其盲目拔掉，否则邻牙挤占了位置，会使恒牙没有足够的空间萌出。

乳牙掉后不出新牙怎么办?

乳牙掉落却迟迟没有长出新牙，脱落处的牙龈会因为长时间被食物摩擦而出现变厚、过于纤维化等变化，恒牙萌出时的阻力也会变大，就更难长出新牙。当家长观察到孩子的牙龈略微发白，大概能看到牙齿切端的形状时，多半说明牙龈已经过于纤维化，此时就要带孩子去医院接受治疗，从而让牙齿正常萌出。

如果是因为先天性恒牙缺失，导致乳牙脱落后没有新牙长出，则需要先安装间隙保持器，等孩子成年后做假牙修复。

为什么刚换的恒牙特别大？

新长出来的牙齿，尤其是门牙，在还没有替换的乳牙衬托下，显得格外"醒目"，很多家长还将此时的门牙趣称为"大板牙"，其实这是一种正常现象。新长出的恒牙大小是恒定的，不会再长大，而且随着孩子的生长发育，孩子的口腔、面部也会随之变化，待发育基本完成后，孩子的牙齿和面容自然会变得匀称、协调。

恒牙长歪了怎么办？

面对长歪的恒牙，家长的第一反应就是矫正，这种做法未免有些不够科学。因为刚长出来的恒牙有些不整齐是正常现象，等到其他牙齿相继长出之后，这种情况多半会消失。

如果通过细心观察，发现长歪的恒牙已经影响到正常咀嚼，或者口腔、面部器官发育出现异常，就要及时带孩子去医院接受齿颚矫正的检查与评估，牙医会根据检查结果来确定具体的治疗方案。

怎么安抚孩子换牙期的自尊心？

处于换牙期的孩子，虽然年龄不大但心思却很敏感，有些孩子担心自己的牙齿没长出来而被嘲笑，会出现不愿开口说话，甚至自尊心受挫的情况。此时家长要察觉到孩子的心理变化，并用正确的态度看待孩子换牙期的困扰。例如多说一些正面鼓励的话语、讲一讲丑小鸭的故事等，告诉孩子换牙期缺牙只是暂时的，他的牙齿很快就会长出来。

10 岁才开始换牙正常吗？

正常情况下，换牙期从 6 周岁开始，但每个孩子的生长发育情况都不同，5 ~ 8 周岁开始换牙，12 ~ 14 周岁结束换牙都是正常情况。如果孩子到了 10 岁乳牙都没有脱落，这时家长就要提高警惕，很可能是口腔或身体出现疾病导致的，要及时带孩子去医院检查，并采取相应措施。

? 儿童会得牙周病吗？

很多家长认为牙周病只有成人才会得，其实孩子也会出现牙周病，主要原因有食物残渣、菌斑堆积，口腔卫生差，牙列拥挤等，当然也不排除一些外力造成牙龈受损而引起的牙周疾病。家长要注意观察孩子的牙龈有无异常，并帮助孩子做好口腔清洁。

? 为什么说儿童更容易长蛀牙？

首先，儿童口腔自洁能力较差，且睡眠时间较长，睡眠状态下具有清洁口腔作用的唾液分泌较少；其次，相较于成人，儿童更喜欢吃甜食，且奶制品中含糖量较高，为口腔细菌的繁殖提供了充足的营养；再次，家长不注意孩子的口腔卫生，没有让其养成按时刷牙、定期检查口腔的习惯。由此可见，儿童出现蛀牙是多种因素作用下的结果。

? 矫正需要拔牙吗？

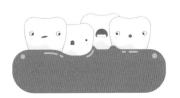

当口腔空间不能装下那么多牙齿的时候，为了达到矫正的目的，牙医有可能建议拔牙。将好的牙齿拔除，不管是成人还是孩子，内心都会感到不安，其实这项决定需要谨慎的判断、严密的考量，其中包括牙齿石膏模型、X光片、脸形分析等，只有这样，才能有足够的空间将牙齿排列整齐。如果强行保留牙齿，口腔不美观不说，咬合难以调整，则是得不偿失。

当然，拔牙不是制造口腔空间的唯一方法，还有撑宽、修磨、后移等方式，牙医会根据牙齿的具体情况酌情处理。如果是因为上颌骨狭窄导致的口腔空间不足，可以将上颌骨撑宽，或者将牙齿宽度修磨、将臼齿向后移动等，也能使口腔空间有些许的增大，具体采用哪种方法，牙医会经过一系列的检查、评估之后再做决定。

❓ 钢牙套和隐形牙套哪个好？

市面上常见的矫正器有金属材质和透明材质两种，也就是我们所说的钢牙套和隐形牙套，究竟哪一种比较好呢？

其实，两者没有太大的好坏之分，矫正的效果多半取决于牙医的技术，其主要区别在于美观性和舒适度。绝大多数隐形牙套要比钢牙套美观、舒适，但因其材质多为陶瓷、水晶等，所以价格也相对较高，家长可以根据孩子的具体情况和经济能力来选择。

❓ 为什么孩子的矫正效果不佳？

前面我们曾提到过，一些不良的口腔习惯，例如吐舌、咬嘴唇、咬铅笔等，都会在一定程度上影响矫正效果，家长要多观察，如果孩子出现了以上行为，要及时干预，帮助他改正。另外，每个人的口腔状况不同，所以矫正效果也会有差异，家长不要过于心急，可以从以下几方面入手，尽可能保证矫正效果。

◆矫正期间，尽量让孩子少吃甜、黏、硬的食物，以免矫正器松动或脱落，如果矫正器已经脱落，家长要妥善保存，并及时回医院，在医生的帮助下将其重新戴好。

◆佩戴矫正器期间，口腔清洁的难度会有所增加，家长要多督促孩子认真刷牙。

◆如果牙医提出一些矫正期间需要注意的事项，家长要谨遵医嘱，严格执行，以确保矫正效果。

◆定期回诊，以便牙医及时追踪孩子的矫正情况，擅自誓约往往会造成矫正效果拖延。

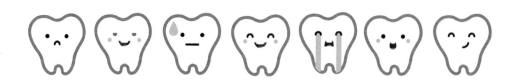